Les aliments

BRÛLE-GRAISSE

Mise en garde

Malgré tout le soin apporté à la rédaction de cet ouvrage, une erreur aura pu s'y glisser. L'auteur et l'éditeur déclinent toute responsabilité concernant la mise en œuvre des propos présentés. Ce livre ne saurait remplacer un médecin ni se substituer à un traitement médical. Il appartient au lecteur de prendre ses responsabilités en matière de sécurité et de connaissances de sa condition physique. L'auteur et l'éditeur ne sauraient être tenus pour responsables des conséquences qui découleraient de l'utilisation du présent ouvrage ni, bien sûr, en cas d'interprétation erronée.

Direction de la publication : Isabelle Jeuge-Maynart et Ghislaine Stora

Direction éditoriale : Émilie Franc

Suivi éditorial : Thierry Olivaux (pour la première édition), Marie Gazagne (pour la présente édition)

Réalisation : Nord Compo

Direction artistique : Géraldine Lamy

Couverture : Aurore Elie

Fabrication : Donia Faiz

Illustration de couverture : © Shutterstock

ISBN 978-2-03-600346-0

Rachel Frély

Les aliments BRÛLE-GRAISSE

Les 50 aliments « anticalories » pour mincir tout en mangeant

LAROUSSE POCHE

SOMMAIRE

INTRODUCTION

Pour perdre du poids, un régime n'est pas toujours nécessaire. Souvent, il suffit de revoir certaines habitudes alimentaires et de faire un peu d'exercice. Voici les clés de la réussite pour garder la ligne : traquez les graisses, réduisez le sel, misez sur les aliments riches en vitamines, en minéraux et en oligoéléments, favorisez les glucides à assimilation lente et apprenez à connaître les propriétés de certains aliments qui peuvent vous aider à brûler des graisses.

Si vous avez du mal à supprimer des graisses accumulées au niveau du ventre, des hanches, des cuisses… rassurez-vous, il est possible de consommer certains aliments qui sont un véritable coup de pouce pour en faciliter l'élimination. Sachez que l'on brûle plus de calories en digérant des protéines plutôt que des graisses ou des glucides. Et si on consomme trop de glucides, l'énergie des graisses et des protéines aura tendance à être stockée comme graisse corporelle.

Les brûleurs de graisses permettent soit de stimuler la thermogenèse, l'énergie, soit de diminuer la mise en réserve des graisses ingérées dans l'alimentation.

Voici un guide pour vous indiquer les aliments riches en nutriments indispensables à une bonne santé, à adapter en fonction des besoins spécifiques de l'organisme.

Pour celles et ceux qui veulent perdre quelques kilos et qui aimeraient avoir un corps plus ferme et plus lisse, pour limiter les bourrelets indésirables, bref, pour optimiser un régime, voici le top 50 des aliments qui permettent de combattre les graisses. La plupart d'entre eux aident l'organisme à brûler un peu plus de calories et à activer le processus d'élimination naturelle en redonnant du tonus. Consommés à bon escient en fonction de leurs effets sur l'organisme, ces aliments contribuent à éliminer un peu plus vite les kilos superflus. Cependant, pas de miracle : si vous mangez trop ou mal, si vous grignotez entre les repas et si vous faites peu ou pas d'exercice, ces aliments resteront sans effet sur votre organisme !

Dans ce guide, vous trouverez les atouts minceur de ces aliments, comment les choisir, les conserver, et des recettes faciles à réaliser pour inviter ces 50 aliments à votre table. Précisons enfin que, dans la mesure du possible, il faut privilégier les fruits et les légumes issus de l'agriculture biologique, normalement exempts de tout pesticide.

LES FRUITS BRÛLE-GRAISSE

L'ABRICOT : UN RAYON DE SOLEIL POUR VOTRE LIGNE

Avec un rapport sucres/acides organiques bas, l'abricot est apprécié pour ses qualités gustatives et nutritionnelles. Sa saison est courte, ne la ratez pas. Savoureux et rafraîchissant, c'est un aliment allié de votre minceur et de votre tonus.

Les 5 bonnes raisons de manger un abricot

Ses atouts nutritionnels : l'abricot est riche en minéraux (potassium, magnésium, calcium, sodium, phosphore), en oligoéléments (zinc, fer, cuivre, manganèse) et en vitamines (provitamine A, E, du groupe B et C).

Un fruit peu calorique : 49 calories aux 100 g, avec environ 9 % de glucides. Comptez 17 calories pour un abricot frais. Alors, plus d'hésitation, ajoutez trois abricots au petit déjeuner ou au déjeuner. Ce fruit convient aux diabétiques, en raison de sa faible charge glycémique.

Un antioxydant : c'est l'un des fruits les plus riches en bêta-carotène (provitamine A). Il figure dans le trio de tête avec la mangue et le melon. Sa teneur varie en fonction de la variété, de sa maturité et de sa coloration. Deux abricots bien mûrs apportent en moyenne 50 % de notre besoin quotidien en carotène.

Une bonne richesse en fibres : l'abricot se digère bien grâce à ses fibres (notamment ses pectines) : environ 1,7 g aux 100 g. Il est indiqué en cas de constipation et joue un rôle régulateur sur le transit intestinal.

Le champion de l'antigonflette : l'abricot est riche en potassium (environ 237 mg aux 100 g) : un minéral réputé antirétention d'eau.

ATTENTION

Certains conservateurs comme les sulfites (E 220, E 221) sont souvent présents dans les abricots. Ils peuvent provoquer des manifestations allergiques chez les personnes sensibles.

En pratique

Comment le choisir ? Choisissez-le souple au toucher, parfumé, à la peau lisse, sans meurtrissures. La couleur de fond de la peau de l'abricot est un bon indicateur de la maturité du fruit. Si vous le prenez très ferme, il ne sera pas juteux.

Comment le conserver ? Vous pouvez conserver des abricots quelques jours sur un plateau (ne les entassez pas). S'il fait vraiment chaud, mettez-les dans le bas de votre réfrigérateur et consommez-les dans les 3 jours.

Comment le préparer ? Cru, poché dans un sirop, cuit en papillote, à la vapeur, au four ou à la poêle dans une préparation salée, en compote, en confiture.

Mes recettes faibles en calories

CABILLAUD AUX ABRICOTS

Pour 4 personnes • Préparation : 15 min • Cuisson : 20 min

Ingrédients : 12 abricots • 600 g de cabillaud frais (de préférence le dos de cabillaud) • thym • laurier et romarin • 1 citron • huile d'olive • sel • poivre.

Préchauffez le four à 220 °C (thermostat 7). Rincez le cabillaud, puis égouttez-le sur du papier absorbant. Lavez, coupez en deux et dénoyautez les abricots.

Dans un plat qui va au four, déposez le cabillaud. Arrosez-le de 1 cuillère à café d'huile d'olive, salez et poivrez. Ajoutez quelques feuilles de laurier, puis deux branches de thym et de romarin. Installez autour les abricots.

Enfournez pendant 15 à 20 minutes selon l'épaisseur.
À la sortie du four, versez le jus du citron et servez chaud.

COMPOTE D'ABRICOTS SANS SUCRE

Pour 2 personnes • Préparation : 10 min • Cuisson : 15 min

Ingrédients : 15 abricots bien mûrs • 1 cuillère à café de cannelle en poudre • un morceau de gingembre frais.

Lavez et coupez en deux les abricots, en retirant les noyaux.

Faites-les cuire 15 minutes à feu doux dans une casserole avec un verre d'eau. Remuez régulièrement avec une cuillère en bois pour éviter que cela n'attache. Retirez du feu.

Ajoutez la cannelle en poudre et le gingembre râpé.
Mélangez bien et laissez refroidir.

Cette compote se conserve 48 heures à température ambiante.

L'AVOCAT : UN FRUIT TRÈS DIGESTE

De la famille des Lauracées, l'avocatier est un arbre qui produit des fruits avec une texture crémeuse, réputés pour leurs qualités digestives. Vous en trouverez toute l'année sur les étals. Mais sa pleine saison va d'octobre à fin avril.

Les 5 bonnes raisons de manger de l'avocat

Ses atouts nutritionnels : c'est un fruit riche en vitamines (C, E, B9, B3), en polyphénols, en acides gras saturés, en minéraux (potassium, magnésium, calcium, phosphore) et en oligoéléments (fer, cuivre, manganèse, zinc). Sa richesse en potassium (412 mg aux 100 g) et sa faible teneur en sodium en font un aliment de choix.

L'avocat possède du mannoheptulose : cet hydrate de carbone a la capacité de faire baisser le taux de sucre sanguin (glycémie). En diminuant la production d'insuline, il réduit considérablement le volume de graisses stockées dans le tissu adipeux, particulièrement sur les hanches et le ventre.

Riche en fibres : avec environ 5 g de fibres aux 100 g, l'avocat facilite le transit intestinal.

Bon pour la digestion : sa texture et son onctuosité le rendent particulièrement digeste.

Riche en acides gras mono-insaturés (surtout de l'acide oléique) : l'avocat contribue ainsi à prévenir l'accumulation de graisses abdominales.

ATTENTION

L'avocat peut interférer avec certains coagulants. Demandez conseil à votre médecin traitant. Sinon, certaines personnes sont allergiques à l'avocat.

En pratique

Comment le choisir? Sa peau est lisse ou granuleuse. La couleur de la peau peut être verte, violacée ou marron foncé selon les variétés. Pressez légèrement dessus pour vous assurer que sa chair est légèrement souple. Évitez les avocats qui ont des taches, des points noirs ou des meurtrissures, car ils s'avéreront pourris à l'intérieur.

Comment le conserver? C'est un fruit particulièrement fragile. Vous pouvez le conserver 5 jours à l'abri de la chaleur. Évitez le réfrigérateur. Laissez-le mûrir à température ambiante. Patientez quelques jours et sa chair sera à point.
Mes conseils : achetez des avocats à différents stades de maturité. Ils sont cueillis verts. Pour les faire mûrir, entourez-les de papier journal ou placez-les dans un compotier à côté de pommes ou de bananes qui dégagent de l'éthylène qui va permettre d'accélérer leur processus de maturation. Si vous n'utilisez qu'une seule moitié, gardez le noyau sur l'autre moitié, citronnez-le pour éviter qu'il ne noircisse et emballez-le dans du film plastique alimentaire avant de le mettre au réfrigérateur où il peut se conserver 48 heures au maximum.

Comment le préparer? Il se mange cru, nature, relevé d'épices, d'un jus de citron ou d'une vinaigrette, ou encore en accompagnement. Il redoute la cuisson car cela le rend amer. Ajoutez-le en fin de cuisson si vous désirez le consommer farci, ou en purée comme dans le fameux guacamole. Évitez la mayonnaise et préférez un jus de citron ou quelques gouttes de vinaigre balsamique.

Mes recettes faibles en calories

AVOCAT/PAMPLEMOUSSE ROSE

Pour 2 personnes • Préparation : 15 min • Cuisson : 35 min

Ingrédients : 2 avocats • 1 pamplemousse rose • 1 citron • 1 cuillère à café de vinaigre balsamique.

Coupez les avocats en deux et enlevez le noyau. Retirez la chair avec une cuillère. Découpez le pamplemousse rose en deux. Évidez le pamplemousse avec une cuillère à pamplemousse dentelée. Mélangez la chair de ces fruits dans un saladier en y ajoutant le jus d'un citron et le vinaigre balsamique. Versez le tout dans chaque moitié du pamplemousse. Servez frais. On peut rajouter du concombre.

GUACAMOLE

Pour 4 personnes • Préparation : 10 min

Ingrédients : 2 avocats • 1 tomate • 1 oignon • sel • coriandre • 1 citron • 1 pincée de cumin • poivre • Tabasco.

Pressez le jus du citron. Pelez les avocats et l'oignon. Passez au mixeur la chair des avocats avec les tomates et le jus du citron. Ajoutez le cumin, la coriandre, l'oignon haché finement. Salez et poivrez.

Si vous désirez votre guacamole pimenté, ajoutez quelques gouttes de Tabasco. Mixez le tout jusqu'à ce que vous obteniez une purée onctueuse.

L'ANANAS : BON POUR VOTRE SILHOUETTE

De la famille des Broméliacées, l'ananas est une plante de plus de 1 mètre de haut dont la tige principale porte le fruit. Contrairement à ce que l'on pourrait penser, le meilleur se trouve dans le cœur ou partie centrale du fruit, que l'on jette généralement à la poubelle ! Bon pour la digestion et peu calorique, l'ananas est un vrai trésor minceur.

Les 5 bonnes raisons de manger de l'ananas

Ses atouts nutritionnels : c'est une bonne source de vitamines (C, E, du groupe B, provitamine A). Une portion de 100 g d'ananas apporte 25 % des apports journaliers recommandés en vitamine C. Il est aussi riche en sels minéraux (surtout du potassium [170 mg aux 100 g], mais aussi du calcium, du magnésium, du phosphore et du sodium) et en oligoéléments (manganèse, fer, cuivre, zinc).

Même s'il paraît sucré : c'est un fruit modérément calorique : 52 calories pour 100 g.

Consommez la partie centrale du fruit, même si vous la trouvez trop dure et acide : c'est là que se cache une enzyme « mangeuse de graisses » ! Cette enzyme appelée « bromélaïne » (ou « broméline ») exerce de multiples actions, comme de faciliter l'assimilation des protéines. Prise lors des repas, la bromélaïne s'attaque aux protéines consommées. Elle agit au cours de la digestion en arrivant à scinder les protéines en acides aminés. D'où l'intérêt de consommer une tranche d'ananas à la fin d'un plat de viandes pour favoriser l'efficacité digestive.

Désintoxicant et diurétique : l'ananas s'avère utile pour perdre des kilos superflus et en cas de cellulite ou de rétention d'eau. Certaines marques de compléments alimentaires revendiquent que la bromélaïne aide à « casser » les tissus de la cellulite et facilite l'élimination des graisses. En fait, la bromélaïne ne dégrade pas les graisses, elle contribue à la bonne digestion. Pour un résultat positif, il est nécessaire d'y associer un régime alimentaire et un minimum d'activité physique.

En cas de douleurs digestives : pour diminuer les flatulences, les ballonnements et l'acidité gastrique, consommez l'ananas bien mûr. Le jus frais d'ananas aide à stopper un reflux acide, si vous ne le buvez pas glacé.

En pratique

Comment le choisir ? Un bon ananas doit être très juteux. Soupesez-le et sentez-le : il doit être lourd et le plus parfumé possible. Choisissez-le avec une belle couronne de feuilles vertes et vigoureuses. Vérifiez que le reste ne comporte aucune tache ni meurtrissure. Ne vous laissez pas influencer par la couleur du fruit. La coloration est fonction de la maturation de l'ananas mais aussi de sa provenance géographique et des facteurs climatiques. Un ananas Victoria de La Réunion n'a pas la même couleur qu'un ananas venant de Côte d'Ivoire ou du Costa Rica !

MON CONSEIL

Préférez les « ananas-avion » expédiés rapidement : une garantie fraîcheur ! Les « ananas-bateau » sont moins chers, mais ils arrivent souvent moins frais et trop mûrs sur nos étals. L'origine et le mode de transport sont généralement précisés sur la collerette.

Comment le conserver? Ne mettez surtout pas votre ananas au réfrigérateur, il ne supporte pas le froid. Vous pouvez le conserver 5 ou 6 jours à température ambiante. Si vous désirez le faire mûrir plus vite, enveloppez-le de papier journal (surtout pas avec du plastique).

Comment le préparer? Cru, en salade, confit, en confiture ou cuit au four ou à la poêle pour garder le maximum de jus. C'est un accompagnement idéal pour les viandes blanches, les crustacés et les poissons. **Mon conseil :** consommez-le frais car il perd tous ses bienfaits en conserve ou en boîte.

En complément alimentaire : il existe des compléments alimentaires à base d'ananas (gélules, comprimés). Désinfiltrant, l'ananas est traditionnellement utilisé pour agir sur la rétention d'eau et ainsi réduire la peau d'orange et les surcharges pondérales localisées. Il contient de la bromélaïne, une enzyme qui agit sur les protéines anormalement secrétées par l'organisme en les fractionnant, ce qui permet de faciliter leur drainage.

BON À SAVOIR

Pour savoir si un ananas est mûr, tirez sur l'une de ses feuilles. Si elle se détache facilement, c'est qu'il est mûr à cœur.

Mes recettes faibles en calories

RÔTI DE PORC À L'ANANAS

Pour 4 personnes • Préparation : 20 min • Cuisson : 55 min

Ingrédients : 1 rôti de porc de 800 g • 1 ananas • sel • poivre.

Enlevez la couronne des feuilles et la base du fruit. Placez l'ananas à la verticale pour éplucher l'écorce. Avec un couteau pointu et bien aiguisé, retirez le cœur, détachez les yeux et coupez-le en rondelles. Il existe un trancheur spécifique qui permet, d'un seul geste, d'extraire la pulpe de l'écorce, tout en évidant le cœur et en réalisant des tranches.

Passez à la poêle les tranches d'ananas 5 minutes de chaque côté (prenez une poêle à revêtement antiadhésif pour éviter les matières grasses). Entourez le rôti de porc de ces tranches. Attachez le tout avec de la ficelle. Salez et poivrez. Préchauffez le four à 180 °C (thermostat 6). Enfournez le rôti et faites-le cuire pendant 45 minutes.

CARPACCIO D'ANANAS

Pour 4 personnes • Préparation : 20 min • Macération : 4 h

Ingrédients : 1 ananas • 1 sachet de sucre vanillé • 1 cuillère à café de sucre de canne roux en poudre • 1 cuillère à soupe de sirop de canne • 1 citron vert.

Enlevez la couronne des feuilles et la base du fruit. Placez l'ananas à la verticale pour l'éplucher. Retirez le cœur et les yeux, et coupez-le en rondelles les plus fines possible (il existe un ustensile spécifique pour ce découpage, voir recette ci-dessus).

Mélangez le sucre, le sirop de canne et le sucre vanillé. Disposez les tranches d'ananas sur un plat et versez le sirop dessus. Ajoutez le jus d'un citron vert. Laissez macérer 4 heures au réfrigérateur.

LE CITRON : UN PIÈGE À GRAISSES

Avec le citron, on est plus dans un régime détox que dans un régime minceur à proprement parler ! Peu calorique, il aide à détoxifier le foie au cours d'un régime et va apporter la vitamine C et les minéraux que l'on peut perdre quand on décide de maigrir.

Les 5 bonnes raisons de manger du citron

Ses atouts nutritionnels : c'est une bonne source de minéraux (potassium, calcium, phosphore, magnésium), d'oligoéléments (fer, manganèse, cuivre) et de vitamines (provitamine A, du groupe B et C). Le jus d'un citron apporte presque le tiers de l'apport quotidien conseillé en vitamine C (53 mg pour 100 g). C'est surtout l'un des fruits les moins caloriques : 34 calories pour 100 g, ce qui fait environ 16 calories pour le jus d'un citron.

Champion de la détox : au printemps, avant de démarrer un régime minceur, le citron permet d'éliminer les toxines accumulées durant l'hiver. Faites une cure de jus de citron, en buvant du jus de citron entre les repas, d'abord avec un citron et en augmentant la dose chaque semaine. Vous pouvez le prendre pur ou dilué dans de l'eau. En stimulant la production de la bile, le citron sera aussi un excellent allié pour votre foie. Normalement c'est le foie qui élimine les toxines, mais ce n'est pas toujours le cas s'il fonctionne mal. Le citron est donc indiqué pour détoxifier le foie.

C'est un coupe-faim naturel : grâce à sa richesse en fibres (pectines), il procure un sentiment de satiété. Son pouvoir satiétant est particulièrement élevé, de sorte qu'il diminue la sensation de faim. Boire avant le repas un grand verre d'eau additionné d'un jus d'un citron est donc utile pour modérer l'appétit.

Son acidité freine la digestion des glucides : ils sont alors assimilés plus lentement, ce qui permet de faire grimper moins vite la glycémie, donc moins d'insuline, moins de stockage ! En effet, un taux anormalement élevé de sucre dans le sang n'est pas bon pour l'organisme. C'est l'un des facteurs d'une prise de poids.

C'est un bon tonique du système digestif : le citron stimule la production des sucs gastriques et active la sécrétion de la bile, ce qui favorise d'une part la digestion des aliments, d'autre part la décomposition et l'évacuation des graisses. Grâce à sa richesse en fibres solubles, notamment en pectine, le citron ralentit le passage des graisses et des sucres dans l'organisme. Une cuillère à café de jus de citron sur un plat ou un dessert permet d'améliorer sa digestibilité. Sa forte teneur en potassium (149 mg aux 100 g) lui permet de transformer l'acide citrique en citrate, véritable substance tampon pour l'estomac. Mais attention, on ne digère pas tous de la même façon les agrumes.

BON À SAVOIR

- Une cuillère à café de jus de citron peut réduire jusqu'à 30 % la glycémie après un repas.
- Attention aux estomacs sensibles. Évitez le jus de citron en cas d'ulcère, de gastrite ou de reflux gastro-œsophagien.

En pratique

Comment le choisir ? Choisissez-le lourd et bien ferme, avec une écorce d'un jaune éclatant. Les citrons à peau rugueuse contiennent moins de chair, donc moins de jus. Préférez les citrons issus de l'agriculture biologique (label AB) pour éviter les traitements qui peuvent avoir lieu avant ou après la récolte.

Comment le conserver? Le citron se conserve 1 semaine à température ambiante, 15 jours, voire 1 mois, s'il est placé dans le bac à légumes du réfrigérateur. Une fois coupé en deux ou cuit, consommez-le dans les 48 heures.

Comment le préparer? En jus, en quartiers ou en rondelles, en zeste. Cru ou cuit. Si vous devez presser un citron, mettez-le 3 minutes dans l'eau bouillante, il vous donnera plus de jus.

LE + MINCEUR

Certaines huiles essentielles facilitent la perte de poids. C'est le cas de l'huile essentielle de citron (*Citrus limon*). Elle aide au déstockage des graisses. Diurétique, elle facilite le drainage et elle est indiquée en cas de rétention d'eau. Posologie : 1 goutte pure sur un comprimé neutre, trois fois par jour pendant 10 jours.

Recettes de grand-mère

EN CAS DE CELLULITE

Buvez à jeun un verre de jus de citron frais coupé d'eau, non sucré, pendant 3 semaines. À associer à un massage des zones concernées (hanches, cuisses, ventre), deux fois par jour, avec 5 gouttes d'huile essentielle de citron diluées dans une huile végétale.

SI VOUS VOUS SENTEZ BALLONNÉ

Faites bouillir dans une casserole 30 cl d'eau de source. Retirez du feu aux premiers bouillons. Ajoutez le jus d'un citron. Buvez un verre de ce jus à jeun le matin durant 15 jours.

Mes recettes faibles en calories

POULET AUX CITRONS CONFITS

Pour 4 personnes • Préparation : 20 min • Cuisson : 35 min

Ingrédients : 1 poulet découpé en morceaux • 2 citrons confits (achetés tout prêts ou faits maison – comptez alors 3 mois de macération) • 1 gousse d'ail • 3 gros oignons • 4 tomates • le jus d'un citron • 1 pointe de piment de Cayenne • 1 cuillère à soupe d'huile d'olive • sel • poivre.

Faites revenir 5 minutes dans une cocotte les morceaux de poulet et les oignons dans l'huile d'olive et le jus de citron. Salez et poivrez. Quand ils sont bien dorés, ajoutez l'ail écrasé au pilon, les tomates, le piment et un verre d'eau. Faites mijoter 30 minutes à feu doux, en tournant la préparation de temps en temps. Ajoutez à la fin de la cuisson les citrons confits coupés en quatre. Servez chaud.

TARTARE DE POISSONS AU CITRON

Pour 4 personnes • Préparation : 25 min

Ingrédients : 250 g de filets de saumon • 250 g de filets de thon • 4 citrons jaunes • 1 cuillère à café d'aneth ciselé • 1 cuillère à soupe de moutarde • 1 jaune d'œuf • sel • poivre • 25 g de raifort.

Découpez en fines tranches les filets de poisson en prenant soin de bien retirer les arêtes. Râpez un citron sur cette préparation. Ajoutez l'aneth et versez le jus des deux citrons sur toute la préparation. Salez et poivrez. Mettez au frais pendant 30 minutes. Dans un autre récipient, fouettez le jaune d'œuf avec la moutarde. Ajoutez le jus d'un citron et le raifort préalablement râpé. Répartissez ensuite cette sauce sur le poisson.

LA FRAMBOISE : POUR LE PLAISIR ET LA LÉGÈRETÉ

Parfumée et acidulée, la framboise est l'un des fruits les moins chargés en glucides et les moins énergétiques. Elle est très à la mode depuis quelques années pour ses cétones, notamment au Japon où elles font fureur dans les *fat burners*.

Les 5 bonnes raisons de manger des framboises

Ses atouts nutritionnels : la framboise est pauvre en protéines (environ 1,4 g pour 100 g) et en lipides (0,3 g pour 100 g). Elle a une densité minérale très élevée : potassium (201 mg pour 100 g), calcium (21 mg pour 100 g), magnésium (22 mg pour 100 g). C'est aussi une bonne source en oligoéléments (manganèse, fer, zinc, cuivre) et en vitamines (notamment de la vitamine C à raison de 25 mg pour 100 g, du groupe B, E). Sa richesse en acides organiques protège la vitamine C de la destruction par l'oxygène de l'air.

Peu de calories : la framboise fait partie des fruits les moins caloriques : 45 calories pour 100 g. C'est pourquoi elle est indiquée par les nutritionnistes pour s'intégrer dans les régimes hypoénergétiques. Elle constitue un dessert idéal pour les gourmands qui surveillent leur ligne.

L'intérêt des cétones de framboise : depuis quelques années, on voit, dans les magazines, sur Internet ou sur certains salons du bien-être, des articles et publicités sur ce nouveau brûleur de graisses qualifié de miraculeux. Les chercheurs s'intéressent aux cétones, des composés antioxydants (phénoliques) naturels pour leurs effets bénéfiques dans la lutte contre le surpoids. Des études (réalisées pour l'instant sur des animaux de laboratoire) montrent leur capacité à empêcher l'assimilation des graisses.

Laxative, stomachique, dépurative et diurétique : la framboise est aussi l'un des fruits rouges les plus riches en fibres : 6,7 g pour 100 g. Cela lui confère des vertus stimulantes sur le transit. Elle favorise ainsi la prévention de la constipation et combat les aigreurs d'estomac. **Mon conseil :** en cas de fragilité de la muqueuse intestinale, préférez les framboises sous forme de coulis passé au tamis fin pour éliminer les grains indésirables qui peuvent s'avérer irritants.

Un pouvoir rassasiant élevé : des études montrent que les aliments ayant de fortes teneurs en protéines, en fibres alimentaires ou en eau ont un pouvoir rassasiant plus important que ceux contenant davantage de matières grasses. C'est le cas de la framboise, qui contribue à la sensation de satiété.

En pratique

Comment les choisir ? Préférez les framboises fermes, charnues, pourvues de grains intacts et veloutés.

Comment les conserver ? Elles sont fragiles : à conserver 48 heures au réfrigérateur, dans une boîte hermétique, sans trop les entasser. Lavez-les juste avant de les consommer. Vous pouvez aussi les congeler, en les étalant sans les superposer.

Comment les préparer ? À consommer nature pour un grignotage léger et vitaminé, en confiture ou gelée, en coulis, sur une pâte à tarte ou incorporée dans d'autres pâtisseries. Cuite à la casserole, à la poêle ou au four.

En complément alimentaire : la cétone de framboise est aujourd'hui indiquée en tant que complément alimentaire minceur. Vous trouverez des gélules ou capsules de cétone de framboise sur certains salons, boutiques bio ou sur Internet. Il existe même des complexes cétones de framboise et café vert : un mélange créé pour optimiser les bienfaits contre le stress oxydatif, notamment.

Mes recettes faibles en calories

COMPOTE FRAMBOISES/POMMES

Pour 2/3 personnes • Préparation : 10 min • Cuisson : 20 min

Ingrédients : 3 pommes • 250 g de framboises • 1 cuillère à soupe de sucre de canne roux en poudre.

Épluchez les pommes et coupez-les en morceaux. Faites-les chauffer dans une casserole à feu doux avec 1 cuillère à soupe de sucre de canne roux et un fond d'eau.

Ajoutez les framboises en fin de cuisson – elles ne supportent pas une cuisson prolongée. Passez le tout au moulin à légumes. Laissez refroidir.

Vous pouvez conserver cette compote 48 heures au frais dans une boîte hermétique.

MOUSSE AUX FRAMBOISES

Pour 2 personnes • Préparation : 10 min

Ingrédients : 150 g de framboises • 150 g de fromage blanc 0 % mat. gr. • 40 g de sucre en poudre • 1 blanc d'œuf.

Lavez les framboises. Passez-les au mixeur avec le sucre et le fromage blanc.

Montez le blanc en neige et incorporez-le doucement à la mousse obtenue dans le mixeur. Mettez cette mousse dans deux petites coupelles et réservez-les au frais avant de servir.

GÂTEAU ROULÉ AUX FRAMBOISES SANS BEURRE

Pour 6 personnes • Préparation : 20 min • Cuisson : 10 min

Ingrédients : 100 g de farine • 100 g de sucre en poudre • 3 œufs • 1 sachet de sucre vanillé • 35 cl de crème fraîche allégée • 1 sachet de levure • 250 g de framboises • beurre pour le moule.

Commencez par préparer la crème. Montez-la en chantilly à l'aide d'un batteur électrique. Ajoutez-y le sucre vanillé tout en continuant de fouetter. Réservez au réfrigérateur en attendant la préparation du gâteau roulé. Préchauffez le four à 180 °C (thermostat 6).

Mélangez énergiquement à l'aide d'un fouet les œufs avec le sucre jusqu'à ce que vous obteniez une crème onctueuse. Ajoutez la farine et le sachet de levure, puis mélangez bien. Beurrez la plaque du four, recouvrez-la d'une feuille de papier sulfurisé sur toute la longueur et étalez la pâte. Mettez au four durant 10 minutes.

Quand le biscuit est cuit, retirez-le du four et posez-le sur un torchon légèrement humide. Roulez le tout, puis laissez refroidir. Ensuite, déroulez, étalez dessus la crème et répartissez les framboises préalablement lavées. Roulez à nouveau et coupez les deux bouts pour une plus belle présentation.

L'ORANGE : LA MINCEUR EN PRIME !

Avec un apport énergétique modéré, l'orange est l'un des fruits les plus recommandés par les nutritionnistes. Ses vertus sont reconnues depuis l'Antiquité. C'est une aide précieuse en matière de minceur !

Les 5 bonnes raisons de manger une orange

Ses atouts nutritionnels : elle est réputée pour sa richesse en vitamine C : une orange moyenne couvre pratiquement les deux tiers du besoin quotidien en cette vitamine (environ 80 mg). Elle contient aussi des vitamines B9, B3 et E, et un puissant antioxydant, l'hespéridine. C'est une bonne source de minéraux (calcium, potassium, magnésium, phosphore, sodium), mais peu d'oligoéléments (fer, zinc, manganèse).

Une valeur calorique faible : à peine plus de 46 calories pour 100 g. Ce qui n'est pas beaucoup quand on sait qu'un yaourt nature 0 % mat. gr. compte environ 42 calories pour 100 g.

Après un repas copieux : ses acides organiques naturels stimulent les sécrétions digestives et facilitent la bonne assimilation des aliments. Pour bien digérer, buvez en apéritif une cuillère à soupe de jus d'orange diluée dans un verre d'eau minérale tiède ou consommez une orange à la fin d'un repas copieux.

Des fibres efficaces : pour aider votre transit intestinal à bien fonctionner : mangez une orange au petit déjeuner. Elle fournit une quantité de fibres (près de la moitié de pectines) bien tolérées par l'organisme.

Diurétique et désintoxicante : l'huile essentielle d'orange douce (*Citrus sinensis*) est indiquée pour éliminer les toxines et en cas de rétention d'eau. Elle est stomachique et carminative, en ce qu'elle facilite la digestion et limite les ballonnements ainsi que les crampes d'estomac.

En pratique

Comment la choisir ? Choisissez-la bien ferme et lourde, avec une peau lisse sans taches noires ni moisissures. Ne vous fiez ni à l'épaisseur de la peau, ni à sa couleur, qui dépendent du climat sous lequel l'orange a poussé.

Comment la conserver ? Elle se conserve 1 semaine si votre pièce n'est pas trop chauffée et 3 semaines dans le bac à légumes de votre réfrigérateur.

Comment la préparer ? En jus, salade, confiture, accompagnement d'un plat… **Astuce :** pour obtenir des zestes d'orange, utilisez un couteau Économe plutôt qu'une râpe. Et préférez alors les oranges issues de l'agriculture biologique (avec le label AB), car elles subissent de nombreux traitements avant et après la récolte avec des produits potentiellement dangereux pour notre santé. En outre, les nombreux produits utilisés pour traiter en surface les agrumes ne s'éliminent généralement pas par simple lavage.

LE + MINCEUR

Associer l'orange aux viandes blanches, et particulièrement le blanc de poulet, permet de créer des mets de choix pour garder la ligne, car elles contiennent peu de lipides (un maximum de 2 % de graisses) et de calories (100 calories environ pour 100 g). L'apport de protéines (21 g pour 100 g) n'est pas négligeable pour protéger l'organisme de l'atrophie musculaire souvent associée à un régime. Vous pouvez aussi remplacer le blanc de poulet par du blanc de dinde.

En complément alimentaire : soyez vigilant avec les compléments alimentaires à base d'orange amère (*Citrus aurantium*). L'Agence nationale de sécurité sanitaire de l'alimentation, de l'environnement et du travail (Anses) met en garde contre la consommation de compléments alimentaires contenant de la p-synéphrine, une substance contenue dans l'écorce de l'orange amère. Sur le site de la revue médicale *Prescrire* est mentionné « qu'en France, cette plante a été interdite à la prescription dans les préparations à visée amaigrissante, en raison des troubles cardiovasculaires auxquels elle expose ».

Préférez les compléments alimentaires à base d'orange douce (*Citrus sinensis*). L'orange douce est utilisée traditionnellement en cas de troubles digestifs, pour faciliter la digestion, pour éviter les spasmes digestifs et l'aérophagie.

Recette de grand-mère

L'ÉCORCE D'ORANGE

Un allié des régimes minceur. Pour brûler les graisses accumulées dans l'organisme, pensez à l'écorce d'orange. Elle contient de la pectine (une fibre bien utile pour protéger notre flore intestinale) et un flavonoïde (de l'hespéridine) qui a la faculté de réduire la graisse. Vous pouvez préparer une décoction et en boire deux tasses par jour (une tasse dans la matinée et une autre dans l'après-midi).

MODE D'EMPLOI

Râpez le zeste d'une orange, et mettez-le dans 50 cl d'eau froide. Portez le tout à ébullition pendant 10 minutes.
Retirez du feu. Laissez infuser 5 minutes.

Mes recettes faibles en calories

POULET AUX ORANGES

Pour 4 personnes • Préparation : 15 min • Cuisson : 15 min

Ingrédients : 4 blancs de poulet • 4 oranges (2 pour le jus et 2 à couper en quartiers).

Pressez deux oranges. Durant 15 minutes, faites revenir à la poêle les blancs de poulet avec le jus de deux oranges. Servez avec les quartiers des deux autres oranges.

SALADE D'ORANGES

Pour 4 personnes • Préparation : 5 min

• **Ingrédients :** 6 oranges • 1 cuillère de cannelle en poudre.

Épluchez les oranges, détachez les quartiers et coupez chaque quartier en deux ou trois. Mettez-les dans un saladier. Saupoudrez de 1 cuillère à café de cannelle en poudre. Servez très frais.

LA PAPAYE : SYNONYME DE LÉGÈRETÉ

Disponible sur nos étals durant toute l'année, la papaye est une grosse baie allongée ou sphérique, vert jaunâtre devenant jaune à maturité. Sa chair oscille du jaune orangé au rouge. Pauvre en calories, ce fruit tropical est particulièrement recommandé contre les troubles de la digestion et s'intègre parfaitement dans un programme minceur.

Les 5 bonnes raisons de manger de la papaye

Ses atouts nutritionnels : elle est riche en vitamines (A, du groupe B, E, C). Une portion de 70 g de papaye fournit l'apport journalier recommandé en vitamine C (une quantité record de cette vitamine, plus qu'avec un agrume !). C'est aussi une bonne source en oligoéléments (zinc, fer) et en minéraux, notamment du potassium (à raison de 193 mg pour 100 g), mais aussi du calcium et du magnésium.

Son apport énergétique est faible : environ 43 calories pour 100 g. Son apport glucidique est variable selon sa maturité. Consommée verte, la papaye apporte 2,3 g de glucides pour 100 g. À maturité, son taux de sucre augmente, pour atteindre 7,8 g pour 100 g. Rien d'alarmant quand on sait que la plupart des fruits dépassent 10 % de glucides !

C'est une aide précieuse à la digestion : notamment après un repas copieux et trop riche en graisses. La papaye contient une enzyme, appelée « papaïne », réputée pour favoriser la digestion des protéines.

Riche en fibres : sa teneur en fibres (2,03 g de fibres pour 100 g) permet de réguler le transit intestinal et elle est utile en cas de digestion difficile d'un repas trop riche en graisses. La papaye a un pouvoir rassasiant élevé. Elle peut satisfaire l'appétit en apportant rapidement une sensation de satiété.

Une arme anticellulite : les composés de la papaye agiraient sur les capitons responsables de l'aspect peau d'orange (qui se forme lorsque l'évacuation de l'eau et des toxines ne se fait plus correctement). La papaïne va permettre de drainer et de désinfiltrer. Grâce à son action anti-inflammatoire, la papaïne aide à la résorption des œdèmes accompagnant souvent les amas graisseux.

ATTENTION

Ne prenez surtout pas de compléments alimentaires à base de papaïne si vous êtes enceinte. À fortes doses, cela peut irriter la paroi de l'œsophage.

En pratique

Comment la choisir? Pour choisir une papaye, fiez-vous à sa couleur et à son odeur. Elle doit être ferme et odorante, sans signe de brunissure. Si vous l'achetez verte, elle pourra mûrir chez vous à température ambiante. Attendez qu'elle se colore de jaune au moins sur les deux tiers pour la consommer. À maturité, sa chair est douce, juteuse et plus parfumée.

Comment la conserver? La papaye se conserve 5 jours à température ambiante. Évitez le réfrigérateur car elle ne supporte pas le froid.

Comment la préparer? Crue ou cuite au four, à la vapeur, en gratin. En pâtisserie, dans des sauces.

En complément alimentaire : ce fruit est traditionnellement indiqué dans le traitement symptomatique des troubles digestifs tels que la paresse digestive, les ballonnements, les flatulences. Il existe des gélules de papaye. En 2012, les autorités de santé européennes se sont prononcées sur certaines allégations santé des compléments alimentaires contenant de la papaïne. Elles ont estimé que « ces produits ne peuvent pas notamment prétendre à favoriser la digestion des nutriments » ; cette revendication est donc interdite sur les compléments alimentaires contenant de la papaïne.
Vous trouverez également des compléments alimentaires à base de papaye et d'ananas. L'action combinée de ces deux fruits aide au déstockage des graisses à l'origine de l'aspect peau d'orange. Cela permet d'avoir une action localisée, ciblée sur la cellulite. Les deux enzymes digestives (la bromélaïne dans l'ananas et la papaïne dans la papaye) sont des alliés minceur dans un régime amincissant.

BON À SAVOIR

Le taux de papaïne baisse au fur et à mesure que la papaye mûrit.

Mes recettes faibles en calories

PAPAYE FARCIE AUX CREVETTES

Pour 4 personnes • Préparation : 15 min

Ingrédients : 1 papaye • 1 citron vert • 1 poivron • 400 g de crevettes roses décortiquées • 1 cuillère à café de moutarde • la moitié d'un yaourt velouté 0 % mat. gr.

Coupez la papaye en deux dans le sens de la longueur. Retirez les petites graines en son cœur avec une cuillère. Détachez uniquement la chair à l'aide d'une cuillère à pamplemousse, en prenant soin de ne pas casser l'écorce de la papaye. Coupez la chair de la papaye en petits dés. Pressez le jus du citron vert. Arrosez les dés de papaye avec ce jus. Lavez le poivron, coupez-le en quatre et épépinez-le. Coupez-le ensuite grossièrement au couteau. Dans un récipient, mélangez le yaourt avec la moutarde. Ajoutez des dés de papaye, les crevettes et le poivron à cette sauce. Versez cette préparation dans chaque moitié vide de papaye. Servez frais.

SALADE TAHITIENNE À LA PAPAYE

Pour 4 personnes • Préparation : 10 min • Macération : 4 h

Ingrédients : 1 papaye • 1 citron vert • 1 citron • 400 g de thon.

Coupez la papaye en deux dans le sens de la longueur. Ôtez les petites graines avec une cuillère. Coupez-la ensuite en petits dés avec un couteau bien aiguisé. Ajoutez le jus d'un citron vert. Réservez au frais.

Coupez de minces filets de thon. Arrosez-les du jus d'un citron. Laissez macérer 4 heures au réfrigérateur. Ajoutez les dés de papaye. Servez frais.

LA PASTÈQUE : RIEN NE VAUT UN FRUIT RICHE EN EAU !

En France, la pastèque se caractérise par sa forme (arrondie ou oblongue) et sa couleur (unie ou striée de vert). C'est l'un des fruits les moins caloriques et les moins riches en glucides. Sous sa peau épaisse, sa chair fondante et peu sucrée est gorgée d'eau et de vitamines. N'hésitez plus, croquez à pleines dents dans une tranche de ce fruit désaltérant appelé aussi « melon d'eau ».

Les 5 bonnes raisons de manger de la pastèque

Ses atouts nutritionnels : la pastèque contient des minéraux (potassium, calcium, sodium), des oligoéléments (fer, zinc, cuivre, manganèse) et des vitamines (C, du groupe B, E, provitamine A).

Peu de calories : rafraîchissante et légère, la pastèque a un apport énergétique modéré : 34 calories pour 100 g. Elle ne compte que 7,28 g pour 100 g de glucides. À titre de comparaison, 100 g de melon apportent 6,49 g de glucides et 32 calories !

Elle contient de la citrulline (sa teneur varie en fonction de l'espèce et de sa maturité) : cet acide aminé naturel est un précurseur d'un autre acide aminé « semi-essentiel » appelé l'« arginine », qui joue un rôle physiologique et contribue à l'équilibre de la glycémie. En résumé, votre organisme peut brûler plus de sucre, et ce sucre ne sera pas stocké sous forme de graisse.

Dépurative et diurétique : c'est quasiment de l'eau (91 %), ce qui lui permet d'hydrater et de faciliter l'élimination.

C'est pourquoi les nutritionnistes la recommandent pour un régime amincissant.

Digeste : elle convient aux intestins les plus fragiles, si vous pensez bien à enlever les pépins.

En pratique

Comment la choisir? Soupesez-la. Une bonne pastèque doit être lourde et ferme. Son écorce doit être lisse, uniforme et brillante. Si vous n'achetez qu'une moitié ou qu'un quart de pastèque, assurez-vous que sa chair est d'un beau rouge soutenu.

Comment la conserver? Vous pouvez la conserver 1 semaine à température ambiante, à l'abri de la chaleur. Une fois découpée, mettez un film alimentaire et conservez-la 4 jours dans le bac de votre réfrigérateur.

Comment la préparer? Idéalement crue, coupée en dés, en billes ou taillée en larges quartiers juteux et gourmands. On peut aussi la préparer cuite, en jus (notamment l'excellent smoothie pastèque-citron-feuille de menthe fraîche), en glace, ou en accompagnement d'un poisson ou d'une viande blanche. **Mon conseil :** ne la faites pas cuire longtemps. Elle ne supporte pas de longues cuissons.

Recette de grand-mère

JUS MINCEUR

Retirez la peau de la pastèque, ainsi que les graines noires et coupez-la en petits morceaux. Passez-les au blender avec le jus du citron vert. Servez frais.

Mes recettes faibles en calories

GRANITÉ DE PASTÈQUE SANS SUCRE

Pour 2 personnes • Préparation : 10 min • Congélation : 4 h

Ingrédients : 1 citron vert • 1 quart de pastèque • 5 cl de sirop de grenadine bio • 6 feuilles de menthe fraîche.

Retirez la peau de la pastèque, retirez les graines noires et coupez-la en petits morceaux. Passez-les au blender avec le jus du citron et le sirop de grenadine. Mettez au congélateur pendant 4 heures. Deux ou trois fois par heure, grattez cette préparation avec une fourchette pour former des paillettes de glace. Servez bien frais avec une paille et décorez avec des feuilles de menthe.

ESQUIMAUX À LA PASTÈQUE

Pour 6 personnes • Préparation : 10 min • Congélation : 24 h

Ingrédients : une moitié de pastèque • 1 citron vert • 1 cuillère à soupe de sucre.

Retirez avec une fourchette les graines noires, prélevez avec un couteau bien aiguisé des tranches de pastèque et coupez-les en petits morceaux. Mettez-les dans un blender en y rajoutant le jus d'un citron vert et le sucre. Versez dans des moules à esquimau. Mettez 24 heures au congélateur.

Vous pouvez également faire cette recette avec de l'ananas ou de la mangue.

LE POMELO : L'AGRUME DES MENUS MINCEUR

Désaltérant et rafraîchissant, le pomelo est un hybride entre le pamplemousse et l'orange douce. Cet agrume regorge de vertus. Autrefois appelé « le régime Hollywood », le duo pomelo et pamplemousse faisait partie du régime des stars.

Les 5 bonnes raisons de manger un pomelo

Ses atouts nutritionnels : il est intéressant pour son large éventail de vitamines (notamment pour sa richesse en vitamine C : la moitié d'un pomelo fournit les trois quarts de l'apport journalier recommandé), de minéraux (magnésium, potassium, calcium) et d'oligoéléments (fer).

Il est peu calorique : 36 calories pour 100 g. Un demi-pomelo apporte 60 calories environ, si vous le mangez nature, sans rajouter de sucre ! C'est pourquoi les nutritionnistes le recommandent dans les régimes amincissants.

Un allié antigrignotage : le pomelo réduit les pics d'insuline, donc le risque de grignotage entre les repas.

Ses acides organiques (1,48 mg aux 100 g) : grâce à leurs propriétés alcalinisantes, mais aussi à ses fibres (1,3 g en moyenne aux 100 g), le pomelo favorise le bon fonctionnement digestif. Sa saveur acidulée augmente les sécrétions gastriques et sa légère amertume stimule la sécrétion biliaire. Pris en entrée, il permet une bonne assimilation du repas.

Sa composition : il ne contient ni sodium ni sucre. Combiné avec une alimentation saine et de l'exercice, le simple fait de manger un demi-pomelo avant chaque repas, ou de boire son jus trois fois par jour, peut faire perdre 1 bon kilo en moins de 3 mois.

ATTENTION

- La consommation de pamplemousse peut interagir avec certains médicaments (immunodépresseurs...) et annuler leur efficacité.
- Consommez de préférence le pomelo dans la matinée, car c'est un excellent dépuratif.

En pratique

Comment le choisir? Soupesez-le. Il doit être dense et bien lourd. Choisissez-le sans taches, à la peau lisse, brillante et ferme, bien adhérée à la chair. La pulpe blanche est plus acidulée avec une pointe d'amertume que la pulpe rose ou rouge, plus sucrée.

Comment le conserver? Vous pouvez le conserver 1 semaine à température ambiante, 2 semaines dans le bac à légumes de votre réfrigérateur. Une fois ouvert, consommez-le dans les 24 heures sinon sa chair va se dessécher.

Comment le préparer? Cru ou cuit à la vapeur, à la poêle ou au four.

En complément alimentaire : vous trouverez surtout des produits à base d'extrait de pépins de pamplemousse. Naturellement riche en vitamine C et en bioflavonoïdes, l'extrait de pépins de pamplemousse est réputé comme antibiotique naturel, pour stimuler les défenses naturelles. Il est également indiqué pour protéger l'organisme tout en préservant les bonnes bactéries de la flore intestinale. Malheureusement, compte tenu du prix des extraits issus de graines de pamplemousses, certains fabricants incorporent à ces extraits des zestes de pamplemousse.

Mes recettes faibles en calories

SALADE DE POMELOS AU MIEL

Pour 2 personnes • Préparation : 10 min • Cuisson : 5 min

Ingrédients : 2 pomelos • 20 g de miel d'acacia liquide • ½ cuillère à café de cannelle en poudre.

Coupez les pomelos en deux. À l'aide d'une cuillère à pamplemousse dentelée, retirez la pulpe. Faites chauffer à part le miel à feu doux sans le porter à ébullition. Retirez du feu, ajoutez la cannelle, mélangez. Versez le mélange chaud sur la pulpe des pomelos. Laissez refroidir avant de servir. Un dessert léger et rafraîchissant, riche en vitamine C.

SALADE FRAÎCHEUR

Pour 4 personnes • Préparation : 10 min

Ingrédients : 12 bâtons de surimi • 1 pomelo • 1 pomme acide type granny smith (une variété faible en sucres) • 2 cuillères à soupe de vinaigre balsamique • sel • poivre.

Coupez le pomelo en deux. Prenez une cuillère à pamplemousse dentelée pour récupérer la chair à l'intérieur. Épluchez la pomme et coupez-la en dés. Mélangez le pomelo avec les bâtons de surimi et les dés de pomme. Salez et poivrez. Arrosez avec le vinaigre. Servez frais.

LA POMME : UN COUPE-FAIM

De la famille des Rosacées, le pommier donne un fruit qui se trouve être un véritable trésor de minceur.

Les 5 bonnes raisons de manger de la pomme

Ses atouts nutritionnels : constituée de 85 % d'eau, la pomme est riche en minéraux (potassium, phosphore, calcium et magnésium), en oligoéléments (fer et zinc), en vitamines (C, du groupe B, E et provitamine A).

Un excellent coupe-faim : elle rassasie sans apporter trop de calories. Sachant qu'une pomme moyenne pèse de 150 g, cela vous procure environ 80 calories, soit moins de 5 % des besoins caloriques par jour. Ses glucides (11,3 g aux 100 g en moyenne) fournissent l'essentiel de ses calories. Les protéines et les lipides sont peu abondants. **Mon astuce :** mâchez doucement une pomme. Cela accroît son effet coupe-faim par la production des sécrétions digestives abondantes.

Un très bon modérateur d'appétit : diurétique, la pomme est conseillée pour un régime hypocalorique, en complément de mesures diététiques. Manger une pomme juste avant le repas permet de maîtriser son appétit. Elle a également une action bénéfique sur l'appareil digestif en régularisant le transit intestinal.

Son action diurétique : elle est liée à sa richesse en eau (près de 85 %), en potassium (120 mg aux 100 g) ainsi qu'à sa faible teneur en sodium (2 mg aux 100 g) et à la présence de sorbitol.

L'importance de ses fibres : près de 2 g pour 100 g de pomme épluchée, et encore plus si on conserve la peau : cellulose, hémicellulose dans la peau, lignine dans le cœur et pectine (l'essentiel de celle-ci se trouvant dans les pépins). Cette dernière a la propriété de constituer un gel volumineux dans le tube digestif, qui emprisonne une partie des graisses au passage, ce qui permet ainsi de restreindre leur absorption par l'organisme. La pomme stimule les glandes digestives et protège la muqueuse gastrique. **Mon conseil :** si vous désirez réduire votre consommation d'aliments sucrés, mangez une pomme en dessert ou en dehors des repas.

En pratique

Comment la choisir? Il existe différentes variétés plus ou moins acidulées et sucrées. Mais dans tous les cas, une pomme doit être parfumée, ferme, avec une peau lisse, sans aucune tache et un pédoncule bien vert.

Comment la conserver? L'idéal est de conserver vos pommes dans une cave si vous en avez une. À défaut elles se conserveront 1 semaine, placées dans un compotier dans un endroit frais. Si votre logement est très chauffé, mettez-les dans le bac à légumes de votre réfrigérateur où elles se conserveront 6 semaines.

Comment la préparer? Crue, cuite, en compote, en sorbet, en sirop, en confiture. **Mon conseil :** préférez-la crue (car sa cuisson entraîne une disparition de vitamines de l'ordre de 25 à 30 %) sans la peler (la peau renferme cinq fois plus de vitamine C que la pulpe). Préférez les pommes issues de l'agriculture biologique (label AB). En effet, d'après l'INRA, une pomme qui n'est pas issue de l'agriculture biologique subit en moyenne 36 traitements chimiques !

En complément alimentaire : lors d'une cure d'amincissement, vous pouvez boire du jus de pomme ou prendre une gélule de pectine de pomme matin et soir, avec un grand verre d'eau. L'effet modérateur d'appétit de la pectine de pomme est lié à l'action mécanique de cette fibre. Elle participe également à la régulation de l'absorption intestinale des graisses.

Recettes de grand-mère

UNE BOISSON DIURÉTIQUE

Faites macérer, pendant 24 heures, 50 g de pelures fraîches de pommes (issues de l'agriculture biologique, label AB) dans 1 l d'eau de source. Buvez ce jus plusieurs fois dans la journée. Effet détox garanti !

SI VOUS ÊTES CONSTIPÉ

Mangez deux pommes cuites avec leur peau. Cuite, la pomme devient laxative et accélère sans irritation le transit intestinal.

Mes recettes faibles en calories

SOUFFLÉ AUX POMMES

Pour 4 personnes • Préparation : 10 min • Cuisson : 30 min

Ingrédients : 4 belles pommes • 100 g de sucre • 4 œufs • beurre pour le moule.

Lavez et épluchez les pommes. Faites-les cuire 10 minutes dans une casserole avec un peu d'eau et le sucre. Passez le tout au moulin à légumes. Ajoutez les jaunes et remuez énergiquement. Montez les blancs en neige et incorporez-les doucement.

Versez dans un moule préalablement beurré. Préchauffez le four à 180 °C (thermostat 6). Enfournez pour 20 minutes. Consommez tout de suite afin que le soufflé ne retombe pas.

COMPOTE DE POMMES

Pour 4 personnes • Préparation : 10 min • Cuisson : 8 min

Ingrédients : 4 pommes • 1 cuillère à soupe de cannelle en poudre • 1 sachet de sucre vanillé • 1 cuillère de sirop d'agave.

Lavez et épluchez les pommes. Coupez-les en rondelles. Mettez-les dans un plat. Saupoudrez de cannelle et de sucre vanillé. Faites cuire au four micro-ondes environ 8 minutes. À la sortie, versez le jus d'agave. Laissez refroidir.

LE RAISIN : POUR UNE CURE DÉTOX

Noir, blanc, rouge... il existe de nombreuses variétés de raisins reconnaissables à la couleur de leurs grains, la forme de leur grappe, leur taille et leur goût. Ce fruit possède de nombreuses vertus.

Les 5 bonnes raisons de manger du raisin

Ses atouts nutritionnels : on trouve dans le raisin un large éventail de vitamines (surtout du groupe B, C, provitamine A), de minéraux (potassium, magnésium, calcium et phosphore) et d'oligoéléments (fer, zinc, cuivre).

On peut l'inclure dans un régime : le raisin noir est calorique (62 mg aux 100 g), mais tellement moins qu'une pâtisserie ou un yaourt aux fruits ! Donc quelques grains au dessert ou au petit déjeuner ne sont pas interdits dans un régime minceur. Vous pouvez manger du raisin, ce n'est pas lui qui va vous faire grossir !

Une aide précieuse à l'élimination : riche en potassium (172 mg aux 100 g) et très pauvre en sel, le raisin noir est un fruit doté d'une bonne teneur en fibres. Ces dernières sont bénéfiques pour le transit intestinal.

Bon pour la digestion : le raisin favorise la digestion s'il est pris après un repas trop copieux et souvent trop riche en viande. Une légère action laxative est due à la présence de ses diverses fibres (lignine). C'est dans la peau qu'il y a le maximum de fibres.

Pour une cure uvale : grâce à ses propriétés d'élimination des déchets, la cure uvale est conseillée notamment pour les personnes qui mangent beaucoup de viande. Ne vous lancez pas dans une cure de raisin sans avoir préparé votre organisme. Adaptez progressivement vos repas en diminuant notamment les protéines (viande) et en mettant l'accent sur les légumes et les fruits (crus ou cuits). Alternez ensuite entre le raisin noir et le raisin blanc.

En pratique

Comment le choisir ? En prenant une grappe, vérifiez que la tige est verte, souple, cassante et surtout pas sèche. Les raisins doivent être fermes, non tachés et non ridés. Choisissez-le bien mûr. La pruine (une fine pellicule qui entoure le grain) est un gage de fraîcheur.

Comment le conserver ? Vous pouvez le laisser 24 heures à température ambiante et le consommer rapidement car il se flétrit vite. Sinon, vous pouvez le laisser 4 jours dans une boîte hermétique située dans le bac à légumes de votre réfrigérateur.

Comment le préparer ? Cru, en jus, cuit à la poêle, au four ou à la casserole. **Mon conseil :** si vous désirez enlever les pépins, coupez le raisin en deux et retirez les pépins à l'aide d'un couteau bien pointu.

En complément alimentaire : le marc de raisin, obtenu par pressage des grappes pour en extraire le jus, possède de nombreuses qualités thérapeutiques. Il possède d'excellentes propriétés éliminatrices dues à sa composition. Très riche en flavonoïdes, il permet de désinfiltrer les surcharges cellulitiques et donc de réduire les bourrelets disgracieux. Il facilite la perte de poids de façon régulière, en favorisant l'élimination des déchets et des graisses.

Les mucilages jouent un rôle régulateur sur le transit intestinal par un effet laxatif mécanique doux. Les anthocyanes et les tanins favorisent la circulation sanguine. Vous pouvez en faire une cure (en gélules) une ou deux fois par an.

BON À SAVOIR

Pour le raisin de table, vous trouverez principalement le muscat de Hambourg qui possède des grappes bleu-noir à la saveur légèrement musquée, le chasselas aux grains mordorés et aux arômes fleuris, l'italia aux gros grains croquants et juteux. Il existe d'autres raisins cultivés en France tels que le cardinal, le danlas, le ribol...

Recette de grand-mère

POUR FREINER LES FRINGALES SUCRÉES

Mixez dans un blender 150 g de raisin noir avec deux pommes. Ajoutez le jus d'un citron, de deux oranges (ou d'un pamplemousse rose). Ce jus donne un coup de fouet tout en apportant le plein de vitamines, de minéraux et de fibres. Servez frais avec des glaçons et une paille.

Mes recettes faibles en calories

POÊLÉE DE RAISIN À LA PINTADE

Pour 4 personnes • Préparation : 15 min • Cuisson : 60 min

Ingrédients : 1 pintade fermière • romarin • thym • laurier • 500 g de raisin • 1 cuillère à soupe d'huile d'olive • 1 cuillère à soupe de miel • 1 citron • sel • poivre.

Lavez et égrenez le raisin. Dans une cocotte, faites chauffez la pintade avec l'huile d'olive. Faites-la dorer de chaque côté, salez, poivrez et ajoutez un peu d'eau ainsi que le laurier/thym/romarin frais. Fermez le couvercle et laissez-la cuire à feu doux.

Au bout d'un quart d'heure, ajoutez le miel pour la faire caraméliser. Dans une casserole, faites revenir les grains de raisin avec le jus du citron en remuant régulièrement. Disposez ensuite la pintade sur un plat et versez dessus le raisin.

SALADE COLORÉE ET VITAMINÉE

Pour 2 personnes • Préparation : 15 min

Ingrédients : 1 belle grappe de raisin • 1 betterave • 3 carottes • 2 pommes • 2 citrons • 1 cuillère à soupe d'huile de noix • 2 œufs.

Faites cuire les œufs 10 minutes pour les avoir durs.
Pelez et râpez la betterave et les carottes. Enlevez le trognon des pommes, épluchez-les, puis râpez-les. Pressez les citrons et arrosez le mélange avec le jus. Ajoutez les grains de raisin et l'huile de noix. Mélangez. Ajoutez les œufs durs coupés en deux. Servez bien frais.

LES LÉGUMES BRÛLE-GRAISSE

L'ARTICHAUT : L'AMI DU FOIE

Apprécié pour son cœur et ses feuilles, ce cousin du chardon est un excellent aliment minceur. En fait, on consomme les parties charnues de la fleur composée (inflorescence) avant qu'elle ne s'ouvre : les « feuilles » sont les bractées et le cœur est le réceptacle de la fleur.

Les 5 bonnes raisons de manger de l'artichaut

Ses atouts nutritionnels : c'est une bonne source de minéraux (potassium, phosphore, magnésium, calcium, sodium), d'oligoéléments (cuivre en particulier, mais aussi fer, manganèse, zinc) et de vitamines (C, B9 et en moindres quantités de la vitamine E et de la provitamine A). Il contient en outre des antioxydants puissants, tel l'acide chlorogénique, auquel on attribue une action préventive contre le diabète.

Ami du foie : c'est un bon régulateur des sécrétions biliaires : à la fois cholérétique (il augmente la sécrétion de la bile) et cholagogue (il facilite l'évacuation de la bile). L'artichaut est aussi diurétique et légèrement laxatif. C'est un aliment intéressant pour nettoyer et régénérer le foie en cas d'excès d'alcool ou après un repas copieux qui a épuisé votre foie.

Coupe-faim : l'artichaut a un pouvoir rassasiant particulièrement élevé.

Riche en fibres (pectines) : il facilite le transit intestinal. De plus, la présence d'inuline (un glucide complexe contenu dans l'artichaut) contribue aussi à l'équilibre de la flore intestinale (rôle de prébiotique).

Modérément énergétique (44 calories aux 100 g) : comptez environ 80 calories pour un bel artichaut. Comme l'inuline est mal assimilée par l'organisme, cela réduit d'autant plus sa valeur calorique.

ATTENTION

N'en consommez pas trop, car vous pourriez être sujet à des ballonnements et à des flatulences. Ce légume est contre-indiqué si vous avez une maladie inflammatoire de l'intestin de type maladie de Crohn ou colopathie fonctionnelle.

En pratique

Comment le choisir ? À l'achat, choisissez un artichaut d'un beau vert (ou violet selon les variétés) exempt de taches. Il doit être lourd. La tête doit présenter un aspect dense avec des écailles non tachées et bien serrées. Les feuilles doivent être bien serrées et se casser facilement.

Comment le conserver ? Cru, vous pouvez le conserver 4 jours au frais, à l'abri de la lumière, en retaillant légèrement la tige sans la couper complètement. Quand vous allez l'utiliser, lavez-le sans le laisser tremper et consommez-le rapidement car sa chair devient vite fibreuse, les feuilles sèchent rapidement et le goût est de plus en plus amer. Si vous le faites cuire, conservez-le au frais si vous ne le mangez pas tout de suite, mais n'attendez pas plus de 24 heures, car il s'oxyde rapidement.

Comment le préparer ? Cru, cuit à la vapeur, farci, en gratin, en tajine. **Mon conseil :** il vaut mieux le cuire 10 minutes à la vapeur plutôt que 20 minutes à l'eau bouillante, afin de préserver au mieux ses nutriments. Et si vous pouvez le consommer cru, c'est encore mieux. Pensez à utiliser l'eau de cuisson des artichauts dans vos soupes.

En complément alimentaire : réputé contre la rétention d'eau et pour combattre la cellulite, on retrouve l'artichaut dans de nombreux compléments alimentaires, seul ou combiné avec d'autres plantes. Les gélules d'artichaut (*Cynara scolymus*) sont notamment prescrites pour favoriser l'élimination urinaire. La cynarine, une substance propre à l'artichaut, aurait la propriété de stimuler la sécrétion biliaire et de faciliter l'évacuation de la bile hors de la vésicule (effets cholagogue et cholérétique).

Recettes de grand-mère

UNE DÉCOCTION POUR ÉVITER LES KILOS SUPERFLUS

Versez 50 g de racines fraîches d'artichaut dans 1 litre d'eau froide. Portez à ébullition pendant 15 minutes. Laissez infuser 10 minutes. Filtrez. Buvez une tasse avant les deux principaux repas. À faire durant une dizaine de jours.

UNE INFUSION ANTICELLULITE

Versez 20 g de feuilles séchées dans 1 litre d'eau frémissante. Laissez infuser 10 minutes. Filtrez. Buvez trois tasses par jour entre les repas, pendant 10 jours.

Mes recettes faibles en calories

ARTICHAUTS À LA VINAIGRETTE

Pour 6 personnes • Préparation : 5 min • Cuisson : 15 min

Ingrédients : 6 gros artichauts • sauce vinaigrette • 1 cuillère à soupe de vinaigre blanc.

Lavez les artichauts dans de l'eau additionnée de 1 cuillère à soupe de vinaigre blanc, sans les laisser tremper, et rincez-les. Éliminez les premières feuilles extérieures. Faites-les cuire à la vapeur pendant 15 minutes. Laissez-les refroidir en les égouttant la tête en bas.

Servez-les avec une sauce vinaigrette que vous pouvez préparer ou acheter toute faite. Vous pouvez aussi manger crus les petits artichauts violets de Provence. Ils sont beaucoup plus tendres. Retirez les feuilles du pied et du tour de chaque artichaut. Épluchez le pied avec un Économe. Lavez-les rapidement dans une eau additionnée d'un jus de citron pour éviter qu'ils ne s'oxydent. Coupez-les en quatre et enlevez le foin (poils soyeux qui garnissent le fond de l'artichaut).

POMMES DE TERRE À LA CRÈME D'ARTICHAUTS

Pour 6 personnes • Préparation : 20 min • Cuisson : 20 min

Ingrédients : 6 grosses pommes de terre • 6 fonds d'artichaut • 30 cl de crème fraîche allégée • 6 tranches de jambon blanc • sel • poivre.

Faites cuire à la vapeur les pommes de terre entières avec leur peau. Retirez-les du feu. Laissez-les refroidir.

Ébouillantez les fonds d'artichaut. Égouttez-les et passez-les dans un moulin à légumes. Coupez les pommes de terre en deux dans le sens de la longueur. Évidez-les avec une cuillère. Écrasez à la fourchette les morceaux de pomme de terre, puis mélangez-les avec la crème fraîche allégée et la purée d'artichaut. Salez et poivrez.

À l'aide d'une cuillère, remplissez les moitiés de pomme de terre. Enroulez chaque pomme de terre reconstituée d'une tranche de jambon blanc coupée finement.

L'ASPERGE : UN DIURÉTIQUE NATUREL

Blanche, violette ou verte, l'asperge présente des vertus nutritionnelles favorables à un régime minceur, notamment pour combattre la rétention d'eau, à condition de l'accompagner modérément de vinaigrette ou de mayonnaise ! Profitez-en car sa saison est courte, de mars à fin juin. Les variétés françaises ne sont sur nos étals qu'au printemps.

Les 5 bonnes raisons de manger des asperges

Ses atouts nutritionnels : l'asperge est riche en minéraux (potassium, magnésium, calcium, phosphore), en oligoéléments (fer, zinc, manganèse), et en vitamines (C, provitamine A, du groupe B).

Relativement peu calorique (29 calories pour 100 g) : pauvre en sucres et en graisses, vous pouvez l'intégrer dans vos menus sans crainte. L'asperge a de plus un pouvoir rassasiant élevé.

Un puissant diurétique : pauvre en sodium et riche en potassium (à raison de près de 200 mg pour 100 g), l'asperge est un légume diurétique et dépuratif. Elle contient de l'asparagine, efficace pour combattre la rétention d'eau, ce qui la rend notamment bénéfique dans une cure détox au printemps.

Un excellent détoxifiant : l'asperge est un bon draineur de la vésicule biliaire.

Sa richesse en fibres : ses fibres (1,7 g aux 100 g) douces et bien tolérées ont un effet stimulant sur le transit intestinal.

ATTENTION

En raison de la présence d'asparagine, l'asperge est déconseillée aux personnes ayant des problèmes rénaux et des cystites. La présence d'acide urique et d'acide oxalique peut favoriser la formation de calculs rénaux. L'asperge n'est pas recommandée non plus pour les personnes souffrant de rhumatismes.

En pratique

Comment les choisir? La tige doit être bien droite, lisse, cassante et non ligneuse. La pointe doit être compacte. Si vous les choisissez vertes, assurez-vous que cette couleur verte apparaît au moins sur les trois quarts de l'asperge.

Comment les conserver? Emballez votre botte d'asperges dans un torchon humide et conservez-les une semaine dans le bac à légumes de votre réfrigérateur. Une fois cuites, conservez-les 24 heures dans un contenant hermétique à température ambiante. Vous pouvez les congeler, à condition qu'elles soient très fraîches. **Mon astuce :** pour décongeler des asperges, il suffit de les blanchir 2 minutes à l'eau bouillante avant de les cuire.

Comment les préparer? Crues, cuites à la vapeur, dans l'eau, au four, en papillote, en autocuiseur, en gratin, en velouté. Préparez-les rapidement quand elles sont encore fraîches, car elles se ramollissent assez vite. **Mon conseil :** épluchez délicatement au couteau Économe les asperges blanches ou violettes. Pour les asperges vertes, il suffit de couper leur base et de bien les laver.

BON À SAVOIR

La consommation d'asperges intensifie l'odeur de l'urine. Cette odeur caractéristique est en principe due à la présence d'asparagine (le premier acide aminé découvert dans l'asperge, d'où son nom !), qui, en se dégradant au cours de la digestion, forme du méthyl mercaptan, une molécule soufrée qui sent mauvais.

Mes recettes faibles en calories

ŒUFS AUX ASPERGES

Pour 2 personnes • Préparation : 10 min • Cuisson : 25 min

Ingrédients : 400 g d'asperges blanches • 2 œufs • sel • poivre.

Lavez les asperges, puis essuyez-les. Avec un épluche-légumes ou un Économe, épluchez les asperges de la pointe vers la base, mais sans toucher la pointe. Coupez-en la partie fibreuse sur environ 2 cm et ficelez ensuite les asperges en botte. Remplissez un faitout aux deux tiers. Portez à ébullition.

Plongez ensuite la botte d'asperges (les pointes vers le haut) dans l'eau bouillante et laissez-les cuire 20 minutes. Égouttez-les bien et laissez-les tiédir. Faites cuire les œufs à la coque et servez-les tout de suite avec les asperges tièdes à tremper comme des mouillettes dans l'œuf légèrement salé et poivré.

Mon astuce : démarrez la cuisson à froid pour éviter aux pointes de ramollir.

RISOTTO AUX ASPERGES

Pour 4 personnes • Préparation : 15 min • Cuisson : 30 min

Ingrédients : 200 g d'asperges vertes • 200 g de riz rond • 2 échalotes • 2 cuillères à soupe de crème fraîche allégée • poivre • sel.

Lavez les asperges et essuyez-les. Avec un épluche-légumes ou un Économe, épluchez les asperges de la pointe vers la base. Raccourcissez la partie terreuse sur environ 2 cm. Hachez les échalotes. Lavez le riz.

Dans une poêle antiadhésive (pour éviter l'apport de matières grasses), faites revenir les échalotes avec les asperges. Ajoutez le riz cru. Ajoutez petit à petit de l'eau jusqu'à ce qu'elle soit complètement absorbée par le riz. Quand le riz est cuit, versez la crème fraîche, salez, poivrez et servez chaud.

ŒUFS BROUILLÉS AUX ASPERGES VERTES

Pour 2 personnes • Préparation : 15 min • Cuisson : 25 min

Ingrédients : 1 kg d'asperges vertes • gros sel marin • 4 œufs • 1 cuillère à soupe de lait • noisette de beurre.

Grattez les asperges sans les casser, raccourcissez le bout terreux et lavez-les. Faites-les cuire, pendant 15 minutes, à l'eau bouillante salée en évitant une ébullition trop forte qui ferait détacher les têtes.

Dans une casserole à fond épais, cassez quatre œufs et mélangez-les avec le lait et le beurre, à l'aide d'une spatule en bois. Laissez cuire à feu doux sans cesser de fouetter, jusqu'à ce que le mélange épaississe. S'il colle trop, retirez la casserole du feu et continuez à mélanger. Coupez les asperges en deux. Hors feu, mélangez ensuite les queues avec les œufs. Versez la préparation sur chaque assiette et décorez avec les têtes.

L'AUBERGINE : POUR ABSORBER LES GRAISSES

L'aubergine appartient à la famille des Solanacées, la même famille que la tomate ou le piment. La taille, la forme, la couleur ou encore le poids diffèrent grandement selon les variétés. Riche en fibres, pauvre en calories et concentrée en vitamines et en minéraux, vous pouvez l'inviter sans scrupules dans vos menus minceur.

Les 5 bonnes raisons de manger de l'aubergine

Ses atouts nutritionnels : l'aubergine est très concentrée en minéraux (potassium, sodium, calcium) et en vitamines (C, B9). Elle contient aussi des oligoéléments (iode, fer, zinc, manganèse).

Peu de calories : c'est l'un des légumes les moins caloriques : 35 calories pour 100 g, avec un pouvoir rassasiant élevé.

Elle absorbe les graisses comme une éponge : faites revenir à la poêle dans un peu d'huile d'olive quelques morceaux d'aubergine. Observez votre aubergine : elle absorbe l'huile d'olive comme une éponge ! C'est ce qu'elle fait en quelque sorte dans notre estomac.

Des fibres très digestes : c'est pourquoi l'aubergine régule en douceur le transit intestinal. C'est l'un des légumes les plus riches en pectine, une fibre soluble qui réduit l'assimilation des graisses. Bref, elle piège les graisses que nous assimilons, à condition de ne pas les cuisiner avec trop de matières grasses. Ce légume brûleur de graisses a la capacité de retarder l'absorption des sucres et de réduire l'absorption des calories. Elle donne un sentiment de satiété qui comblera votre estomac.

Diurétique : elle est intéressante pour sa forte teneur en potassium (123 mg aux 100 g), ce qui lui permet de faciliter l'élimination des toxines.

En pratique

Comment la choisir ? Préférez une aubergine jeune, car plus elle est mûre, plus elle est acide. Une aubergine est mûre si l'empreinte reste visible sur la peau quand vous exercez une légère pression du doigt. Choisissez-la bien ferme au toucher, avec une peau lisse et bien brillante, exempte de taches. Le pédoncule doit être ferme, vert, sans être desséché.

Comment la conserver ? Elle s'abîme vite et ne peut rester que 24 heures hors réfrigérateur, dans un endroit frais et sec. Sinon vous pouvez la conserver 5 jours dans le bac à légumes du réfrigérateur.

Comment la préparer ? Crue, cuite au four, grillée, en cocotte, bouillie, à la vapeur ou à l'étouffée. L'idéal est de la cuisiner avec le moins de gras possible. Par exemple, pochez-la 5 minutes dans de l'eau bouillante salée et séchez-la ensuite avant de la passer à la poêle ou de la faire cuire à la cocotte.
Mon conseil : consommez-la avec la peau qui renferme les fibres et qui est riche en antioxydants. Mais lavez-la surtout à grande eau. Vous pouvez couper vos aubergines en dés ou en lamelles et les faire dégorger dans une passoire avec du gros sel, pendant 30 minutes. Essuyez-les bien ensuite avec du papier absorbant. Si vous coupez trop tôt une aubergine, arrosez-la d'un jus de citron afin qu'elle ne noircisse pas.

Mes recettes faibles en calories

AUBERGINES FARCIES À LA VIANDE BLANCHE

Pour 6 personnes • Préparation : 15 min • Cuisson : 50 min

Ingrédients : 3 belles aubergines • 200 g de veau • 200 g de filet de poulet • 200 g de filet de dinde • 1 oignon • sel • poivre.

Préchauffez le four à 210 °C (thermostat 7). Hachez le veau, les filets de poulet et de dinde. Coupez les aubergines en deux dans le sens de la longueur. Enlevez l'intérieur de l'aubergine et mixez la chair à la viande et à un oignon. Salez et poivrez.

Faites revenir le tout dans une poêle antiadhésive (pour éviter les matières grasses) durant 10 minutes. Remettez cette mixture dans chaque moitié d'aubergine. Mettez au four pendant 40 minutes, à 180 °C (thermostat 6).

AUBERGINES À LA PROVENÇALE

Pour 6 personnes • Préparation : 15 min (+ 30 min de dégorgement) • Cuisson : 30 min

Ingrédients : 3 aubergines • 4 tomates • 2 cuillères à soupe de farine de blé • 1 gousse d'ail • 1 cuillère à café d'huile d'olive • persil • sel • poivre.

Pelez et coupez en morceaux les aubergines. Salez-les et laissez-les dégorger 30 minutes. Ensuite farinez-les et versez-les dans une poêle avec l'huile brûlante.

Dans une autre poêle, faites revenir les tomates (épluchées et coupées en rondelles). Les deux légumes étant cuits, rassemblez-les, ajoutez le persil haché finement, l'ail coupé en petits morceaux et refaites chauffer le tout durant 5 minutes.

Servez bien chaud en accompagnement d'une viande blanche ou d'un poisson.

PAPILLOTES D'AUBERGINES

Pour 4 personnes • Préparation : 10 min • Cuisson : 1 à 1 h 30

Ingrédients : 4 aubergines • 2 gousses d'ail • 1 cuillère à soupe d'huile d'olive • sel • poivre.

Préchauffez le four à 180 °C (thermostat 6). Épluchez et hachez l'ail. Lavez les aubergines et brossez bien leur peau. Faites des petites fentes dans les aubergines et glissez-y des morceaux d'ail. Badigeonnez légèrement avec un pinceau imbibé d'huile d'olive. Fermez chaque aubergine dans du papier d'aluminium.

Faites cuire les papillotes d'aubergine au four durant 1 à 1 h 30 selon la grosseur. Sortez-les ensuite du four, coupez-les en deux, salez, poivrez et servez chaud.

LA CAROTTE : DU BÊTA-CAROTÈNE À REVENDRE !

Riche de nombreux nutriments bénéfiques pour la santé, ce légume-racine de la famille des Apiacées était déjà cultivé par les Grecs et les Romains pour ses propriétés médicinales. C'est le légume le plus consommé en France, juste derrière la tomate, qui, elle, est un fruit.

Les 5 bonnes raisons de manger des carottes

Ses atouts nutritionnels : c'est une bonne source de minéraux (calcium, potassium, magnésium) et de vitamines (surtout du groupe B, C et provitamine A ou carotène). C'est l'un des aliments les plus riches en carotène, une vitamine antioxydante ayant un rôle important sur notre organisme. Une portion de 100 g de carottes couvre nos besoins quotidiens en bêta-carotène.

La carotte apporte : peu de glucides (6 %) et son apport énergétique est modéré : 30 à 40 calories pour 100 g.

Elle est riche en fibres douces (essentiellement des pectines) : ces dernières ayant des propriétés régulatrices sur le transit intestinal et des vertus coupe-faim.

Elle aide à éliminer les toxines : grâce à ses feuilles qui ont des vertus diurétiques.

Combat la constipation : mais aussi la diarrhée. Cette double action s'explique par le fort pouvoir de rétention d'eau de ses fibres qui améliore la consistance des selles.

En pratique

Comment les choisir? Plus les carottes sont jeunes, meilleures elles sont. Choisissez-les bien fermes, bien colorées, à peau brillante, non ridées. Les carottes récoltées avant leur pleine maturité sont des carottes primeurs vendues en bottes avec leurs fanes, d'avril à juillet. Préférez celles avec des feuilles bien vertes et vigoureuses : une garantie de fraîcheur. Viennent ensuite les carottes de saison, puis les carottes de garde.

Comment les conserver? Vous pouvez conserver les carottes avec fanes 3 jours dans un endroit frais type cave ou dans le bac à légumes de votre réfrigérateur. Gardez les fanes des carottes primeurs pour mieux les conserver. Les carottes de saison ou de garde se conservent 8 jours dans le bac à légumes de votre réfrigérateur. Elles se congèlent bien cuites si vous les blanchissez au préalable à l'eau bouillante durant 3 minutes.

Comment les préparer? Crues (râpées) ou cuites à la vapeur, braisées, en gratin, en soupe, en purée, en jardinière ou en jus.
Mes conseils : si votre intestin est sensible, mâchez longuement vos carottes râpées crues avant de les avaler. Une fois cuites, consommez-les dans les 24 heures.

En complément alimentaire : il existe des gélules de poudre de carotte, mais elles sont indiquées pour l'éclat de la peau, en raison de sa teneur en bêta-carotène. Cette substance, qui protège les cellules, va renforcer la résistance de l'épiderme contre les effets néfastes des rayons utlraviolets.

Mes recettes faibles en calories

JUS DE CAROTTES

Pour 1 personne • Préparation : 5 min

Ingrédients : 3 carottes • 1 citron • 3 feuilles de menthe fraîche • sel de Guérande.

Lavez et épluchez les carottes avec un Économe. Passez-les à la centrifugeuse avec les feuilles de menthe. Ajoutez à votre jus un peu de glace pilée, du sel et le jus d'un citron. Buvez ce jus 15 minutes avant le déjeuner.

CAROTTES RÂPÉES

Pour 2 personnes • Préparation : 5 min

Ingrédients : 300 g de carottes • 1 citron • sel • poivre.

Lavez et épluchez avec un Économe les carottes (un brossage à l'eau suffit pour les jeunes carottes). Râpez-les et assaisonnez-les d'un jus de citron pour éviter qu'elles ne s'oxydent. Salez et poivrez. Décorez avec des rondelles fines de citron.

PURÉE DE CAROTTES/POMMES/CÉLERI-RAVE

Pour 4 personnes • Préparation : 15 min • Cuisson : 15 min

Ingrédients : 1 céleri-rave • 2 pommes • 6 carottes.

Lavez et épluchez les carottes, le céleri-rave, puis les pommes. Débitez les carottes en rondelles et coupez le céleri-rave en morceaux.

Dans une casserole remplie d'eau, versez les carottes et le céleri-rave. Portez à ébullition, puis laissez cuire 15 minutes. Ajoutez les pommes coupées en dés 5 minutes avant la fin de la cuisson. Passez le tout au blender. Servez aussitôt.

GALETTES DE CAROTTES

Pour 4 personnes • Préparation : 10 min • Cuisson : 15 min

Ingrédients : 1 kg de carottes • fines herbes • sel • poivre.

Lavez et épluchez les carottes avec un Économe. Râpez-les. Mélangez-les avec les herbes hachées finement. Faites-en de petites galettes à mettre dans une poêle antiadhésive pour éviter les matières grasses. Salez et poivrez.

Faites dorer les galettes des deux côtés.

LE BROCOLI : EMPÊCHE LE STOCKAGE DES GRAISSES

Cousin du chou-fleur, le brocoli se caractérise par sa longue tige et ses bouquets verts. Savoureux et délicat, c'est un aliment maigre et peu glucidique recommandé pour un régime minceur. Gorgé de vitamines, intégrez-le au moins deux ou trois fois par mois dans vos menus.

Les 5 bonnes raisons de manger du brocoli

Ses atouts nutritionnels : avec 92 % d'eau, le brocoli est riche en vitamines (C, B9, E, K1), en minéraux (calcium, magnésium, potassium, sodium, phosphore) et en oligoéléments (soufre, sélénium, zinc, manganèse). À titre de comparaison, le brocoli contient cinq fois plus de calcium et quinze fois plus de carotène que le chou-fleur classique. Une portion de 200 g suffit à couvrir les besoins quotidiens en vitamine C.

Peu calorique : comptez 29 calories pour une portion de 100 g cuite, avec moins de 3 g de glucides.

Il contient de l'acide alpha-lipoïque : cet antioxydant (qui existe aussi dans les choux de Bruxelles, les épinards…) lui permet non seulement d'intervenir dans la lutte contre les radicaux libres, mais également d'aider à éliminer les toxines et à brûler le sucre plutôt que le stocker.

Bien pourvu en fibres (2,23 g aux 100 g) : ses fibres favorisent le transit intestinal. Le brocoli est plus digeste que le chou-fleur ou autres choux.

Le + santé : il est réputé dans la prévention de certains cancers et des maladies cardiovasculaires.

BON À SAVOIR

Le brocoli fut sélectionné par les Romains à partir du chou sauvage.

En pratique

Comment le choisir? Observez la base de la tige. Si elle n'est pas sèche, c'est un gage de fraîcheur. Le brocoli doit être d'un beau vert uniforme et surtout pas jaune, avec des bouquets bien serrés. Les feuilles doivent être fermes et bien vertes.

Comment le conserver? Fragile, le brocoli se conserve bien emballé 3 jours dans le bac à légumes de votre réfrigérateur. Il se congèle bien, après avoir été préalablement blanchi 5 minutes à l'eau bouillante.

Comment le préparer? Cru ou cuit à la vapeur (laquelle préserve au maximum sa teneur en vitamine C), au micro-ondes, en friture, en soupe, en beignet, en tarte salée ou en gâteau comme un flan. **Mon conseil :** ne le faites pas cuire longtemps car cela diminue sa teneur en vitamine C.

En complément alimentaire : il existe des gélules de brocoli, puissant antioxydant et indiqué pour son apport en nutriments essentiels. Mais il est préférable de le manger sous sa forme de légume.

Mes recettes faibles en calories

BROCOLIS À LA VAPEUR

Pour 4 personnes • Préparation : 10 min • Cuisson : 15 min

Ingrédients : 2 têtes de brocoli (de 300 g chacune) • 1 citron • persil • sel • poivre.

Lavez les brocolis. Prenez un couteau pointu pour retirer la tige et les séparer en petits bouquets. Faites-les cuire à la vapeur pendant 10 à 15 minutes, pas plus. Salez, poivrez et ajoutez quelques brins de persil hachés finement. Servez-les arrosés d'un jus de citron.

POULET AUX BROCOLIS

Pour 4 personnes • Préparation : 15 min • Cuisson : 35 min

Ingrédients : 4 filets de poulet • 600 g de brocolis • 1 cube de bouillon de volaille • 1 gousse d'ail • sel • poivre.

Lavez soigneusement les brocolis puis égouttez-les dans une passoire. Prenez un couteau pointu pour retirer la tige et les séparer en petits bouquets. Épluchez la gousse d'ail. Versez les brocolis, l'ail et le cube de bouillon dans une casserole d'eau bouillante et laissez cuire à feu doux pendant 30 minutes. Hachez-les et versez-les dans un plat creux. Salez et poivrez. Coupez les filets de poulet en fines tranches et faites-les revenir dans une poêle à revêtement antiadhésif (pour éviter les matières grasses) jusqu'à ce qu'ils soient colorés. Prolongez la cuisson à feu doux de 5 minutes, en remuant régulièrement. Retirez les morceaux de poulet et déposez-les sur le plat de brocolis. Servez chaud.

LE CÉLERI BRANCHE

Aussi délicieux à croquer que cuisiné, le céleri branche a l'avantage d'être riche en fibres. À la fois tendre et croquant, il est réputé pour sa faible teneur en calories, d'où sa place de choix dans la cuisine minceur.

Les 5 bonnes raisons de manger du céleri branche

Ses atouts nutritionnels : le céleri branche contient des vitamines C et B9 : deux vitamines qui permettent la synthèse de noradrénaline, un neurotransmetteur qui est bien utile pour limiter la mise en réserve de graisses, notamment pour éviter qu'elles ne s'installent dans nos capitons. Il est aussi riche en vitamine K, en minéraux (potassium, sodium, calcium, phosphore) et en oligoéléments (fer).

Pauvre en calories : avec 15,8 calories aux 100 g (comptez 13,2 calories aux 100 g s'il est cuit), le céleri branche remplit bien l'estomac et coupe la faim. Composé à 95 % d'eau, il comprend peu de glucides (ils ne dépassent pas les 1,62 g aux 100 g s'il est cuit).

Il est riche en fibres (1,3 mg pour une portion cuite de 100 g) : celles-ci contribuent à accélérer le transit intestinal et lutter contre la constipation. Constituées surtout de celluloses et d'hémicelluloses, ses fibres confèrent aux branches leur texture ferme et croquante.

C'est un excellent diurétique : il aide à l'évacuation des toxines avec les urines. Il purifie l'organisme et améliore la digestion.

Croqué cru : il cale un petit creux sans danger. Mais certaines personnes ont du mal à le digérer cru.

ATTENTION

Certaines personnes développent une allergie au céleri.

En pratique

Comment le choisir? Le céleri branche est parfumé et croquant. Les côtes charnues, épaisses et rigides doivent casser facilement : signe de fraîcheur. Les feuilles doivent être d'un beau vert, exemptes de meurtrissures. Quant au cœur, il doit être blanc avec un toupet de petites feuilles tendres d'un vert-jaune éclatant.

Comment le conserver? Vous pouvez conserver 5 jours votre céleri branche enroulé dans un torchon humide, dans le bac à légumes de votre réfrigérateur.

Comment le préparer? Le céleri branche se prépare cru dans une salade ou cuit : braisé, à la vapeur, en gratin, en cocotte, au four. Il permet aussi de parfumer une soupe de légumes : une seule branche suffit. **Mon conseil :** pour supprimer les fils, pelez chaque branche avec un Économe.

Recette de grand-mère

JUS DÉTOX APRÈS UN REPAS COPIEUX

Passez au mixeur 2 pommes (épluchées et coupées en morceaux) avec 3 branches de céleri (pelez chaque branche à l'Économe) et la moitié d'un bulbe de fenouil (épluché et coupé en morceaux). Buvez aussitôt le jus obtenu.

Mes recettes faibles en calories

SALADE DE CÉLERI BRANCHE

Pour 4 personnes • Préparation : 15 min

Ingrédients : ½ céleri branche (400 à 500 g) • 1 radis noir • 2 cuillères à soupe de vinaigrette • sel • poivre.

Épluchez le radis noir, lavez-le et coupez-le en petits dés. Détachez les côtes du céleri les unes des autres et coupez-les au ras des feuilles. Rincez-les rapidement sous l'eau froide puis coupez-les en petits morceaux, en retirant le maximum des parties filandreuses avec un Économe. Versez radis noir et céleri dans un saladier. Salez, poivrez et ajoutez 2 cuillères à soupe de vinaigrette. Mélangez le tout. **Mon astuce :** ne jetez pas les feuilles. Gardez-les pour parfumer une soupe, un court-bouillon ou une viande bouillie.

CÉLERI BRANCHE GRATINÉ

Pour 2 personnes • Préparation : 15 min • Cuisson : 30 min

Ingrédients : ½ céleri branche • 2 tomates • thym • laurier • romarin • 1 gousse d'ail • 50 g de gruyère râpé • sel • poivre.

Détachez les côtes les unes des autres et coupez-les au ras des feuilles. Rincez-les rapidement sous l'eau froide. Enlevez les fils avec un Économe. Coupez les côtes en petits morceaux et plongez-les dans l'eau bouillante durant 20 minutes. Égouttez-les.

Dans une poêle à revêtement antiadhésif (pour éviter les matières grasses), faites mijoter tomates, ail haché, salez, poivrez et ajoutez le bouquet garni (romarin, laurier et thym) ainsi que le gruyère râpé.

LE CÉLERI-RAVE

Appelé aussi « céleri blanc » ou « céleri tubéreux », c'est la racine charnue du céleri-rave que l'on consomme. Connu depuis l'Antiquité, cultivé dès le XVIe siècle, le céleri-rave s'est aujourd'hui imposé dans la cuisine grâce à sa chair croquante quand elle est crue et fondante après cuisson. Intégrez-le à vos menus si vous ne le mangez pas en rémoulade, trop riche en matières grasses ! Vous en trouverez sur les étals de juin à novembre.

Les 5 bonnes raisons de manger du céleri-rave

Ses atouts nutritionnels : c'est une bonne source de vitamines (B9, C), de minéraux (potassium, calcium, sodium, phosphore, magnésium) et d'oligoéléments (fer, manganèse, zinc).

Peu calorique : même s'il est plus énergétique (36,6 calories aux 100 g) et plus riche en glucides (5,68 g pour une portion de 100 g crue et 4,56 g pour une de 100 g cuite) que le céleri branche.

Une forte teneur en fibres : 3,2 g aux 100 g. Il est donc tout indiqué pour faciliter le transit intestinal. Les fibres sont mieux tolérées quand le céleri-rave est consommé cru finement râpé ou cuit.

Dépuratif et diurétique : le céleri-rave possède des propriétés dépuratives, diurétiques et hypoglycémiques.

Il est pauvre en lipides : 0,3 g pour une portion crue de 100 g ou 0,86 mg pour une portion de 100 g cuite.

ATTENTION

Le céleri-rave est déconseillé aux dyspeptiques et aux intestins sensibles.
Évitez d'en prendre si vous devez manger « sans sel », car le céleri-rave est l'un des légumes les plus riches en sodium (269 mg pour une portion crue de 100 g).

En pratique

Comment le choisir ? Un céleri-rave pèse en moyenne 1 kg. Choisissez une boule de céleri-rave pas trop grosse mais bien lourde et qui ne sonne pas creux. L'épiderme doit être de couleur uniformément pâle, exempt de taches jaunes ou brunes.

Comment le conserver ? Non pelé, vous pouvez conserver 5 jours un céleri-rave dans le bac à légumes de votre réfrigérateur. Si vous l'avez pelé ou coupé, conservez-le 3 jours dans un contenant hermétique en ayant préalablement versé dessus le jus d'un citron.

Comment le préparer ? Cru (râpé) ou cuit à la vapeur, à l'eau, en purée, en gratin, dans une soupe, un ragoût ou en légume d'accompagnement. Mieux vaut le manger en soupe ou salade qu'en rémoulade, particulièrement riche en calories à cause de la mayonnaise !

Mes recettes faibles en calories

SALADE DE CÉLERI-RAVE

Pour 2 personnes • Préparation : 10 min

Ingrédients : ½ céleri-rave • 2 pommes type gala • 1 citron • sauce vinaigrette.

Lavez la moitié d'un céleri-rave. Pelez-la avec un couteau Économe. Râpez-la ensuite grossièrement. Épluchez les pommes et coupez-les en rondelles.

Arrosez-les avec le jus d'un citron afin qu'elles ne noircissent pas. Mélangez-les au céleri-rave et versez la sauce vinaigrette.

THON MARINÉ AU CÉLERI-RAVE

Pour 3 personnes • Préparation : 15 min + 3 h • Cuisson : 15 min

Ingrédients : 300 g de thon • 1 céleri-rave • morceau de gingembre frais • 1 citron • sel • poivre.

Pressez le jus du citron. Coupez le thon en fines lamelles et laissez-le mariner pendant 3 heures avec le jus du citron. Faites cuire à la vapeur 15 minutes le céleri-rave coupé en morceaux. Passez au mixeur le céleri-rave avec le gingembre, ajoutez un peu de sel et de poivre. Versez cette préparation sur le thon. Servez bien frais.

PURÉE DE CÉLERI-RAVE

Pour 3 personnes • Préparation : 15 min • Cuisson : 15 min

Ingrédients : 1 céleri-rave • 50 g de beurre • 1 citron • sel • poivre.

Pressez le jus du citron. Faites bouillir de l'eau salée dans une casserole. Épluchez le céleri-rave avec un Économe et coupez-le en petits morceaux. Versez le jus du citron dessus pour qu'il ne s'oxyde pas, en attendant que l'eau soit bouillante.

Passez ensuite les morceaux de céleri-rave à la casserole et laissez cuire 15 minutes. Retirez-les et faites-les égoutter dans une passoire. Puis passez-le tout au mixeur. Ajoutez le beurre et mélangez bien. Salez et poivrez. Servez bien chaud en accompagnement d'un poisson ou d'une viande blanche.

LE CONCOMBRE : UN PARTENAIRE IDÉAL POUR UN RÉGIME MINCEUR

Dépourvu d'amertume, le concombre est un légume minceur incontournable. Désaltérant grâce à sa richesse en eau (plus de 95 %), diurétique et surtout peu calorique, c'est un allié précieux pour notre ligne.

Les 5 bonnes raisons de manger un concombre

Ses atouts nutritionnels : il est riche en minéraux (potassium, calcium, magnésium, phosphore), en oligoélements (fer, zinc, cuivre) et en vitamines (notamment C, B9, B3, K).

Son apport énergétique est très faible : 12 calories aux 100 g. C'est le légume vert le moins calorique (trois fois moins que le haricot vert !) et le plus pauvre en sucres (1,63 g de glucides aux 100 g). Et les lipides ne représentent que 0,19 mg pour 100 g.

Un diurétique naturel : sa teneur élevée en potassium (150 mg aux 100 g) et son faible taux de sodium (4 mg aux 100 g) font que le concombre est indiqué pour un drainage de l'organisme. Il est recommandé pour un régime amincissant.

Dépuratif : le concombre a des propriétés dépuratives. Cuit, il est indiqué en cas d'irritation des intestins et de coliques.

Désintoxicant : le concombre élimine les toxines et les déchets, entre autres l'acide urique, et facilite la digestion. Il est indiqué en cas de constipation.

En pratique

Comment le choisir? Pour qu'il soit croquant et goûteux, préférez un concombre dont la peau est d'un beau vert brillant, lisse et ferme, sans taches, ni flétrissures. Les extrémités doivent être bien dures.

Comment le conserver? Vous pouvez le conserver une semaine dans le bac à légumes de votre réfrigérateur. S'il est déjà épluché et coupé, vous ne pourrez le garder que 24 heures au réfrigérateur, dans une boîte hermétique.

Comment le préparer? Cru ou cuit au four, à la poêle, à la vapeur, en gratin, farci.

BON À SAVOIR

- Avec plus de 97 % d'eau, le concombre est très désaltérant et rafraîchissant. Une petite portion de concombre (180 g) représente l'équivalent d'un verre d'eau (170 ml).
- Pour que le concombre soit plus facile à digérer, préférez-le jeune et frais, de petit calibre, à chair très ferme. Pour mieux le digérer, préparez-le quelques heures avant de le servir : pelez-le et faites-le dégorger 2 heures avec du gros sel dans une passoire. Les concombres actuels sont moins amers que ceux d'autrefois. Et ne l'avalez pas tout rond, mastiquez-le longuement.

Mes recettes faibles en calories

MINI-BROCHETTES CONCOMBRE/TOMATES CERISES

Pour 6 personnes • Préparation : 15 min

Ingrédients : 54 tomates cerises • 3 concombres • 1 morceau de feta (fromage grec).

Lavez les tomates. Épluchez le concombre et prenez une cuillère parisienne (un ustensile de cuisine spécifique à l'allure de cuillère) pour en faire des petites billes. Coupez la feta en petits carrés.

Comptez trois brochettes par personne. Alternez sur une brochette en bois tomates cerises, feta et concombre. Servez bien frais.

CONCOMBRES FARCIS

Pour 6 personnes • Préparation : 15 min • Cuisson : 45 min

Ingrédients : 6 concombres • 600 g de veau • 1 pot de coulis de tomate • brins de persil • sel • poivre.

Préchauffez le four à 180 °C (thermostat 6). Coupez les concombres en deux dans le sens de la longueur et videz-les à l'aide d'une cuillère dentelée spécifique. Faites blanchir les moitiés évidées dans l'eau bouillante durant 5 minutes. Hachez au mixeur le veau. Ajoutez la pulpe de concombre, quelques brins de persil. Salez et poivrez.

Faites revenir durant 10 minutes dans une poêle la préparation à laquelle vous ajoutez le coulis de tomate. Reversez le tout dans chaque moitié de concombre. Mettez votre plat au four durant 35 minutes.

LA COURGETTE : À CONSOMMER SANS MODÉRATION

Profitez des courgettes, car leur saison est courte. Vous en trouverez sur nos étals de juin à septembre. En France, les variétés les plus courantes sont longues et cylindriques ou encore rondes pour confectionner des petits farcis. Riche en eau (94 %) et faible en calories, la courgette apporte une sensation de satiété tout en légèreté.

Les 5 bonnes raisons de manger de la courgette

Ses atouts nutritionnels : la courgette contient des minéraux (surtout du potassium à raison de 230 mg pour une portion de 100 g cuite, phosphore, sodium, calcium, magnésium), des oligoéléments (iode, fer, zinc, manganèse, cuivre) et une large palette de vitamines (vitamines du groupe B notamment la B6 et la B9, C, E et K). Une portion de 100 g de courgettes cuites apporte 7 g de vitamine C. Ce légume affiche aussi une forte concentration en caroténoïdes, qui sont des antioxydants.

Son apport énergétique est très faible : 19 calories (si vous la cuisinez sans graisses !) et faiblement sucrée (2,34 g de glucides pour 100 g). C'est le légume roi des régimes hypocaloriques.

C'est une bonne source de fibres douces : 1,35 g pour 100 g, surtout des fibres solubles (pectines) qui stimulent le transit en douceur et facilitent l'évacuation des selles. Elles permettent une bonne digestibilité.

Elle a un effet rassasiant : vous pouvez l'inviter dans vos menus durant l'été pour accompagner une viande blanche ou un poisson.

Pauvre en sodium : vous pouvez l'intégrer dans un régime sans sel.

En pratique

Comment la choisir? Choisissez une courgette avec une peau d'un beau vert franc plus ou moins foncé et marbré, exempte de taches brunes ou noires. Il en existe aussi des blanches, jaunes ou grises. Dans tous les cas, elle doit être lisse, dense et ferme.

Comment la conserver? Vous pouvez la conserver 4 jours dans un endroit frais et sec, 6 jours au réfrigérateur.

Comment la préparer? Crue en salade ou cuite à la poêle, à la vapeur, à l'eau, farcie, intégrée dans une préparation comme une soupe ou une ratatouille.

BON À SAVOIR

Préférez une courgette d'un petit calibre si vous la mangez crue, plus grosse si vous la faites cuire.

Mes recettes faibles en calories

COURGETTES FARCIES AU VEAU

Pour 2 personnes • Préparation : 15 min • Cuisson : 50 min

Ingrédients : 2 courgettes • 300 g de veau • 1 oignon • 1 cuillère à café d'huile d'olive • sel.

Préchauffez le four à 180 °C (thermostat 6). Inutile de peler les courgettes, lavez-les en brossant leur peau. Essuyez-les avec du papier absorbant. Coupez les deux extrémités et ouvrez la courgette dans le sens de la longueur. Hachez le veau et l'oignon.

Faites revenir durant 10 minutes le veau et l'oignon dans une poêle. Mettez cette farce dans chaque moitié de courgette. Placez les courgettes dans un plat qui va au four. Arrosez-les avec l'huile d'olive. Faites cuire à 180 °C (thermostat 6) durant 40 minutes.

WOK DE COURGETTES ET DE POULET

Pour 4 personnes • Préparation : 15 min • Cuisson : 30 min

Ingrédients : 4 courgettes • 4 filets de poulet • 1 oignon • 1 gousse d'ail • 1 poivron • sel • poivre.

Inutile de peler les courgettes, lavez-les en brossant leur peau. Essuyez-les avec du papier absorbant. Enlevez les deux extrémités et coupez les courgettes à l'aide d'une mandoline, un ustensile de cuisine permettant de faire de fines lamelles.

Lavez le poivron, ouvrez-le en deux, épépinez-le et retirez les parties blanches. Coupez-le en petits dés. Découpez les filets de poulet en fines lanières. Hachez l'oignon et l'ail. Mélangez le tout. Salez et poivrez.

Faites cuire dans un wok durant 30 minutes, en remuant régulièrement.

L'ENDIVE

Légère et rafraîchissante, l'endive est légèrement diurétique, pauvre en calories et riche en fibres. Appelée aussi « chicorée de Bruxelles », c'est le troisième légume le plus consommé en France.

Les 5 bonnes raisons de manger des endives

Ses atouts nutritionnels : son apport minéral est bien diversifié (surtout du potassium, du calcium, du magnésium). Elle est aussi riche en oligoéléments (zinc, fer) et en vitamines (C, B9, B3).

Pas calorique : composée à 95 % d'eau, c'est l'un des légumes les moins caloriques (17 calories pour 100 g), sensiblement comme le concombre.

Régule le transit : l'endive est intéressante pour sa richesse en fibres : 1 g pour 100 g. Préférez-la cuite pour favoriser le transit intestinal.

Un diurétique naturel : sa richesse en potassium (184 mg pour 100 g d'endives crues et 110 mg pour 100 g d'endives cuites) et son action diurétique couplée à l'action rassasiante des fibres en font un aliment minceur important.

Idéale pour nettoyer l'organisme d'un excès alimentaire : sa légère amertume stimule en douceur les sécrétions digestives. L'endive facilite aussi l'évacuation de la bile. **Mon astuce :** quand les endives sont cuites, elles peuvent être un peu amères. Ajoutez une cuillère à café de sucre en poudre en fin de cuisson pour éviter cette amertume.

En pratique

Comment les choisir? Choisissez-les bien fermes avec une base bien blanche, sans cerne marron. Les feuilles doivent être bien serrées, blanches et légèrement ourlées de jaune (et non pas ourlées de vert, un signe d'amertume). L'endive sera filandreuse si le talon est creux au milieu et noirci.

Comment les conserver? Les endives ne se conservent pas bien car elles deviennent vite amères. Conservez-les 48 heures à température ambiante, dans un sac en papier, à l'abri de la lumière ou une semaine au maximum dans le bac à légumes du réfrigérateur. Elles se congèlent cuites, mais sachez qu'elles perdent de la saveur une fois congelées.

Comment les préparer? Crues ou cuites à la vapeur, au four, à la poêle, braisées, au gril.

MON CONSEIL

Ne lavez pas vos endives car l'eau accentue leur amertume. Il vaut mieux les essuyer avec un torchon humide. Ne les préparez pas trop à l'avance car elles s'oxydent.

Mes recettes faibles en calories

ENDIVES BRAISÉES AU POMELO

Pour 4 personnes • Préparation : 5 min • Cuisson : 40 min

Ingrédients : 1 kg d'endives • 1 citron • 1 pomelo • 1 cuillère à soupe de sucre de canne roux en poudre • 1 cuillère à café de miel d'acacia liquide • sel • poivre.

Inutile de laver les endives, essuyez-les avec un torchon humide. Ôtez leurs premières feuilles et enlevez le cône amer du trognon. Faites-les cuire dans une casserole avec un peu d'eau, le jus d'un citron, salez et poivrez. Couvrez et portez à ébullition.

Puis cuisez à l'étouffée à feu doux pendant 30 minutes. Mettez le tout dans une poêle, saupoudrez de sucre et ajoutez le miel. Faites caraméliser à feu vif. Coupez le pomelo en deux, retirez la chair à l'aide d'une cuillère à pamplemousse. Servez les endives braisées sur lesquelles vous aurez versé la chair de pomelo.

SALADE D'ENDIVES

Pour 4 personnes • Préparation : 10 min • Cuisson : 20 min

Ingrédients : 6 endives • 3 oranges • 12 crevettes roses cuites • citron • sel • poivre.

Ôtez les premières feuilles des endives et retirez le cône amer du trognon. Coupez-les en fines lamelles. Faites-les chauffer à feu vif pendant 5 minutes, dans une poêle antiadhésive pour éviter les matières grasses.

Pressez le jus d'une orange. Versez ce jus dans la poêle et faites mijoter à feu doux pendant 15 minutes. Remuez régulièrement. Retirez la peau des deux autres oranges et coupez-les en quartiers. Versez-les dans un saladier. Ajoutez les endives et les crevettes roses décortiquées et coupées en deux.

L'ÉPINARD : RICHE EN FIBRES

Vous trouverez des épinards sur nos étals au printemps et à l'automne. Outre le fait qu'ils sont peu caloriques et pauvres en glucides, ils contiennent de l'acide alpha-lipoïque : un puissant brûle-graisse.

Les 5 bonnes raisons de manger des épinards

Ses atouts nutritionnels : les épinards sont riches en minéraux (potassium, magnésium, calcium), en oligoéléments (zinc, fer) et en vitamines (B3, B9, C, E). **Mon astuce :** préférez leur cuisson en autocuiseur, ce qui permet de garder 70 % de la vitamine C, par rapport à leur cuisson à l'eau où les épinards perdent 50 % de leur teneur en vitamine C !

Peu de calories et peu de glucides : les épinards sont très pauvres en glucides (1,87 g pour une portion de 100 g d'épinards cuits) et leur apport énergétique est plus que faible : près de 27 calories pour 100 g.

Un puissant brûle-graisse : les épinards renferment de l'acide alpha-lipoïque. Cet antioxydant influence le rythme de combustion des sucres par les cellules. Et donc plus on brûle du sucre, moins on le stocke.

BON À SAVOIR

Bien sûr, le fer héminique est mieux absorbé par l'organisme. Mais associé à la viande, le fer non héminique des épinards est mieux assimilé.

Sa grande richesse en fibres (3 g aux 100 g) : elle favorise le transit intestinal. Cela en fait un aliment dense et rassasiant. D'où son utilité dans les régimes minceur. C'est également un léger laxatif.

Digestibilité : ils sont légers et faciles à digérer.

ATTENTION

Les épinards contiennent beaucoup d'acide oxalique et d'acide urique. Il vaut mieux éviter d'en consommer si vous souffrez de calculs, de goutte ou de cystite fréquente.

En pratique

Comment les choisir ? Les feuilles d'épinards doivent être lisses, charnues, d'un beau vert et surtout pas ramollies.

Comment les conserver ? Vous pouvez conserver 48 heures vos épinards dans le bac à légumes de votre réfrigérateur, pas plus, sinon ils perdront de leur fraîcheur.

Comment les préparer ? Crus (pousses d'épinards) ou blanchis à l'eau bouillante, en soupe, en purée, à la poêle, à l'autocuiseur. Les jeunes pousses se consomment en salade. **Mon conseil :** équeutez vos épinards, enlevez les côtes en pliant l'épinard en deux et en retirant doucement la nervure centrale. Faites un premier lavage rapide à l'eau vinaigrée et rincez ensuite sous l'eau froide sans les tremper.

Mes recettes faibles en calories

SALADE DE POUSSES D'ÉPINARDS

Pour 4 personnes • Préparation : 10 min

Ingrédients : 320 g de pousses d'épinards • 1 cuillère à soupe de vinaigre balsamique • 50 g de pignons de pin • 1 pot de tomates séchées • 1 cuillère à soupe de tapenade d'olives noires.

Lavez les pousses d'épinards, puis essorez-les dans une essoreuse à salade ou à défaut dans un torchon. Coupez les tomates séchées en petits dés. Mélangez-les avec les pousses d'épinards, les pignons de pin, le vinaigre balsamique et la tapenade. Servez dès que la préparation est terminée.

ŒUFS POCHÉS AUX ÉPINARDS

Pour 2 personnes • Préparation : 15 min • Cuisson : 10 min

Ingrédients : 700 g d'épinards • 2 œufs • sel • 1 cuillère à soupe de vinaigre blanc.

Ôtez la queue de chaque épinard et lavez-les à grande eau plusieurs fois de suite. Remplissez un faitout de beaucoup d'eau et faites-les cuire à l'eau bouillante salée durant 10 minutes.

Égouttez-les et posez-les sur chaque assiette. Parallèlement, pochez les œufs. Il suffit de les faire cuire sans la coquille dans de l'eau additionnée du vinaigre blanc. Avec une écumoire, ramenez les bords du blanc les uns contre les autres afin de bien garder le jaune à l'intérieur du blanc coagulé. Retirez-les avec l'écumoire au bout de 3 minutes et posez-les sur les épinards. À consommer très chaud.

LE FENOUIL : LONGTEMPS UTILISÉ COMME PLANTE MÉDICINALE

Très apprécié depuis l'Antiquité, le fenouil est un légume aromatique bien reconnaissable à son parfum et à son goût anisé. Tout est bon dans le fenouil. Riche en micronutriments, il est réputé pour ses vertus diurétiques et pour soulager les inconforts digestifs. Le fenouil relève les viandes blanches, les poissons et les crustacés.

Les 5 bonnes raisons de manger du fenouil

Ses atouts nutritionnels : le fenouil est une bonne source de minéraux (potassium à raison de 440 mg aux 100 g de fenouil cru, magnésium, calcium, phosphore, sodium), d'oligoéléments (zinc, fer) et de vitamines (C, B9 et un peu de provitamine A).

Hypocalorique : constitué à près de 93 % d'eau, le bulbe est très peu calorique, 21 calories pour 100 g.

Son autre atout minceur : il tient à sa richesse en eau et en fibres bien tolérées (celluloses et pectines), à raison de 2 g aux 100 g, qui stimulent le transit intestinal et calment bien l'appétit. Un plat de fenouil cuit permet de se rassasier.

Diurétique : le fenouil exerce une action de drainage de l'organisme. La racine de fenouil est indiquée en cas de rétention d'eau et aide à combattre la cellulite.

C'est un excellent stimulant de l'appareil digestif : pensez à lui en cas de digestion lente. Carminatif, il est indiqué pour éliminer les gaz intestinaux.

En pratique

Comment le choisir ? Choisissez-le avec un bulbe bien blanc, renflé, exempt de taches et sans tiges jaunâtres ou ligneuses. Soupesez-le, il doit être lourd et bien ferme. Des tiges vert vif et un plumet bien vert sont signes de fraîcheur. Préférez les petits bulbes plus tendres.

Comment le conserver ? Coupez les tiges et le plumet. Vous pourrez ainsi le conserver une semaine dans le bac à légumes du réfrigérateur. Après, sa chair deviendra filandreuse. En raison de sa forte odeur, il est préférable de le mettre au préalable dans un contenant hermétique.

Comment le préparer ? Cru ou cuit au gril, à la vapeur, en gratin, en soupe, braisé. **Mon conseil :** ne jetez pas les grosses tiges qui entourent le cœur du bulbe. Elles pourront vous servir pour parfumer un bouillon ou un fond de sauce.

En complément alimentaire : traditionnellement, le fenouil est indiqué dans le traitement symptomatique de troubles digestifs : flatulences, lenteur à la digestion, soucis digestifs. Les gélules de fenouil (*Foeniculum vulgare*) favorisent le transit intestinal, soulagent les ballonnements, facilitent les fonctions d'élimination de l'organisme ainsi que la digestion.

BON À SAVOIR

On distingue trois variétés : le fenouil commun (utilisé pour son huile essentielle), le fenouil doux (plus petit que le commun) et le fenouil de Florence (grandes feuilles et courte tige).

Mes recettes faibles en calories

SALADE DE FENOUIL AUX TROIS AGRUMES

Pour 4 personnes • Préparation : 15 min

Ingrédients : 4 fenouils • 1 pamplemousse rose • 1 orange • 1 citron vert • 1 citron • sel • poivre.

Lavez les fenouils, raccourcissez la base des tiges pour garder la partie la plus fraîche. Pelez les parties abîmées du bulbe. Découpez-les en fines lanières. Pelez l'orange, le pamplemousse rose et le citron vert. Coupez ces trois agrumes en fines rondelles.

Dans un saladier, mélangez les lamelles de fenouil avec les rondelles d'agrumes. Arrosez le tout avec le jus d'un citron. Salez, poivrez. Mettez au frais 1 heure.

COCKTAIL FENOUIL/CÉLERI

Pour 4 personnes • Préparation : 10 min

Ingrédients : 1 fenouil • 2 branches de céleri.

Passez au mixeur le fenouil coupé en morceaux et les branches de céleri. À boire dans la matinée pendant 5 jours, surtout si vous vous sentez ballonné et plus lourd en fin de journée.

LE HARICOT VERT : BON POUR LA LIGNE !

Les haricots verts étaient déjà cultivés par les Indiens d'Amérique, les Mayas et les Aztèques. Légers et vitaminés, et bien tolérés grâce à leurs fibres tendres, intégrez-les au menu au moins une fois par semaine. Les haricots verts sont appelés aussi « haricots filets ».

Les 5 bonnes raisons de manger des haricots verts

Leurs atouts nutritionnels : les haricots verts sont une bonne source de minéraux (potassium à raison de près de 175 mg pour 100 g, magnésium, calcium, phosphore, sodium) et d'oligo-éléments (B9, C, provitamine A).

Peu de calories : riches en eau (près de 90 %), ils sont peu caloriques. 100 g de haricots verts vous apportent 33 calories quand ils sont cuits.

Les haricots verts rassasient beaucoup mieux que les autres légumes : ils sont également riches en protéines (1,35 g pour une portion de 100 g de haricots verts cuits), ce qui permet de déclencher plus rapidement un effet de satiété.

Leurs fibres stimulent le transit : elles sont bien tolérées même par les intestins les plus fragiles. Les haricots verts renferment une grande quantité de fibres (près de 3 g aux 100 g), dont une part importante de pectines, des fibres solubles bien utiles pour piéger les graisses et retarder l'absorption des sucres, tout en procurant un sentiment de satiété. Une portion de 200 g de haricots verts cuits est suffisante pour calmer votre faim, tout en n'apportant que 65 calories !

Un excellent diurétique et dépuratif : c'est un remède très efficace contre la constipation.

En pratique

Comment les choisir ? Choisissez-les longs, fins, fermes, sans taches et avec une couleur uniforme. Ils doivent être cassants. Un haricot vert frais doit tout de suite se rompre quand vous le pliez en deux. Durant la période estivale, préférez les haricots français, l'hiver, ceux provenant du Kenya sont très bons.

Comment les conserver ? Les haricots verts se flétrissent rapidement. Vous pouvez les conserver 3 jours dans le bac à légumes de votre réfrigérateur. Mais aussi les congeler. Dans ce cas, blanchissez-les 5 minutes au préalable et conservez-les un mois au maximum au congélateur, ceci pour éviter qu'ils ne perdent leur saveur.

Comment les préparer ? Crus en salade ou cuits à la vapeur, à l'eau bouillante, en gratin, en purée, en jardinière de légumes. Vous pouvez en faire des conserves (voir la recette page suivante). Frais, surgelés ou en boîte, les haricots verts permettent de faire des recettes faciles et rapides. Comptez 250 g de haricots verts par personne. **Mon conseil :** pour garder vos haricots verts bien croquants, plongez-les dans l'eau bouillante salée en laissant cuire une dizaine de minutes à découvert.

BON À SAVOIR

- La cuisson et l'eau de trempage (un simple rinçage à l'eau froide suffit) réduisent la teneur en vitamines (C, groupe B).
- Les haricots verts sont répartis en fonction de leurs calibres : moyens (largeur de gousse supérieure à 9 mm), fins (largeur comprise entre 6 et 9 mm)

ou extrafins (largeur inférieure à 6 mm). Il existe trois grandes variétés : le haricot filet, le haricot mange-tout ou gourmand et le filet mange-tout
(un croisement entre les deux autres variétés, présentant les avantages d'être long, ferme et dépourvu de fils !).

Mes recettes faibles en calories

ROULÉ DE JAMBON AUX HARICOTS VERTS

Pour 4 personnes • Préparation : 15 min • Cuisson : 35 min

Ingrédients : 600 g de haricots verts • 4 tranches de jambon blanc • 1 bocal de coulis de tomate.

Préchauffez votre four à 180 °C (thermostat 6). Lavez les haricots verts à l'eau froide, égouttez-les et équeutez-les à chaque extrémité. Cassez chaque haricot en deux et tirez les fils éventuels. Faites-les cuire 20 minutes dans l'eau bouillante salée, puis égouttez-les.

Placez une tranche de jambon à plat sur une assiette, installez des haricots verts dessus et roulez la tranche. Faites de même avec les autres tranches de jambon. Placez les quatre tranches roulées dans un plat allant au four et versez le coulis de tomate dessus. Mettez au four pendant 15 minutes à 180 °C (thermostat 6).

HARICOTS VERTS EN CONSERVE

Pour 1 bocal • Préparation : 30 min • Cuisson : 1 h 10

Ingrédients : 400 g de haricots verts • 10 g de sel fin.

Coupez à chaque extrémité les queues des haricots. Blanchissez-les dans une casserole d'eau bouillante pendant

5 minutes. Passez-les sous l'eau froide, puis égouttez-les. Remplissez un bocal à fermeture hermétique avec les haricots verts en les mettant verticalement.

Faites bouillir 50 cl d'eau avec le sel dans une casserole. Versez l'eau bouillante dans le bocal. Fermez-le hermétiquement. Déposez le bocal dans une marmite, recouvrez d'eau bouillante et faites bouillir durant 1 heure. Vos haricots verts se conserveront ainsi un an.

HARICOTS VERTS AU GINGEMBRE

Pour 2 personnes • Préparation : 12 min • Cuisson : 12 min

Ingrédients : 500 g de haricots verts • 1 morceau de gingembre • 1 bouquet de persil • sel.

Lavez les haricots verts à l'eau froide, égouttez-les et équeutez-les à chaque extrémité. Cassez chaque haricot en deux et tirez les fils éventuels. Éliminez aussi les haricots qui vous semblent mous ou desséchés.

Faites-les cuire 12 minutes dans l'eau bouillante salée. Égouttez-les. Versez-les ensuite dans un grand saladier et ajoutez le persil haché finement et le gingembre préalablement épluché et râpé. Cette préparation est idéale pour accompagner un plat de poisson ou une viande blanche.

LE + MINCEUR

Le gingembre est considéré comme un coupe-faim naturel.

LES LÉGUMINEUSES : POUR ÉVITER LES FRINGALES

Appelées aussi «légumes secs», les légumineuses désignent des graines comestibles à l'intérieur de gousses. Elles regroupent trois catégories : lentilles (vertes, noires, rouges…), pois secs (cassés, entiers, chiches), fèves et haricots (rouges, noirs ou blancs, haricots mungo…). Pensez à les intégrer à vos menus au moins deux fois par semaine car elles calment facilement la faim, évitent les coups de pompe aux végétariens et luttent contre un état de fatigue générale.

Les 5 bonnes raisons de manger des légumineuses

Leurs atouts nutritionnels : elles sont riches en protéines d'origine végétale, en fibres, en minéraux (magnésium, potassium, phosphore, calcium, sodium), en vitamines (du groupe B, E) et en oligoéléments (fer, zinc, manganèse).

Riches en protéines d'origine végétale : les légumineuses sont une alternative intéressante aux protéines animales. Elles permettent notamment de limiter l'apport de viande, encore faut-il les combiner avec des céréales complètes et des noix pour l'apport en acides aminés essentiels. Les lentilles font partie des légumineuses les plus riches en protéines (8 g aux 100 g). Une portion de 100 g de lentilles fournit ainsi 15 % des besoins journaliers recommandés en protéines. **Mon conseil :** combinez pois chiches et semoule ou du quinoa avec des haricots rouges.

Leur richesse en fibres (4 g pour 100 g de lentilles cuites) : grâce à ce taux élevé, leur index glycémique est bas. Les légumineuses sont utiles pour lutter contre les fringales intempestives et le surpoids, car elles aident à contrôler l'appétit en apportant plus rapidement un sentiment de satiété. L'assimilation des glucides complexes des légumineuses est relativement lente, ce qui permet une diffusion progressive de l'énergie dans l'organisme et ainsi de tenir jusqu'au prochain repas sans céder à la tentation de grignotage. Le top du top : les pois chiches, qui sont une source importante de fibres, principalement de fibres insolubles. De plus, les légumineuses facilitent la digestion et le transit intestinal.

Un index glycémique bas : par exemple l'index glycémique d'une portion de lentilles est de 25. Les légumineuses sont aussi peu caloriques, car une fois cuites, elles se gorgent d'eau. Ainsi, 100 g de haricots rouges secs apportent 300 calories. Une fois cuits, cela ne représente plus que 111 calories. Une portion de 100 g de fèves cuites apporte seulement 60 calories, 100 g de haricots mungo 44 calories.

Elles ont une faible teneur en lipides : jamais plus de 1 % !

BON À SAVOIR

- Attention : certaines personnes peuvent développer des allergies à certaines légumineuses, surtout avec l'arachide et le pois chiche. Pour les sujets sensibles, sachez que les pois chiches sont plus difficiles à digérer que les lentilles.
- Les lentilles possèdent des fibres solubles, capables de retenir l'eau. C'est pourquoi une portion crue de 60 g équivaut à une portion cuite de 180 g.

En pratique

Comment les choisir? Vous trouverez des légumineuses sèches en vrac, en sacs préemballés et prêtes à l'emploi, en conserve ou sous vide. Choisissez-les fermes entre vos doigts, entières, avec une couleur brillante, lisses, exemptes de meurtrissures et de décolorations. Veillez à ce qu'elles n'aient pas commencé à germer.

Comment les conserver? Vous pouvez les conserver plusieurs mois dans une boîte hermétique à l'abri de la lumière, de l'humidité et de la chaleur. Vous conserverez 48 heures les légumineuses cuites au réfrigérateur. Vous pouvez congeler les légumineuses cuites.

Comment les préparer? On les mange cuites. Rincez à l'eau froide vos légumineuses. Pour améliorer leur digestibilité, faites-les tremper toute une nuit dans de l'eau (trois volumes d'eau pour un volume de légumineuses sèches) et mettez le tout au réfrigérateur. Si vous manquez de temps, portez-les à ébullition pendant 3 minutes, retirez du feu, mettez un couvercle et laissez reposer 1 heure. Vous n'avez pas besoin de faire tremper les lentilles et les pois cassés. Pour les légumineuses en conserve, inutile de les laisser tremper mais rincez-les abondamment. Pour leur cuisson, comptez 20 à 40 minutes (lentilles vertes…), 1 heure (pois cassés, haricots mungo), 1 h 30 (flageolets, haricots roses ou rouges), 2 à 3 heures (pois, haricots blancs…) en fonction des variétés. **Astuce :** pour les fèves, écossez-les juste au moment de cuisiner. **Mon conseil :** changez deux fois l'eau de trempage pour éviter les flatulences, n'utilisez jamais l'eau de trempage et rincez les légumineuses en conserve.

Mes recettes faibles en calories

CHILI VÉGÉTARIEN

Pour 4 personnes • Préparation : 20 min • Cuisson : 1 h

Ingrédients : 250 g de haricots rouges • 1 oignon • 2 tomates • 4 carottes • du piment en poudre.

Faites tremper la veille vos haricots rouges. Faites-les cuire 1 heure avec beaucoup d'eau. Dans une poêle, faites revenir un oignon haché, les tomates coupées en dés et les carottes coupées en rondelles. Utilisez une poêle à revêtement antiadhésif pour éviter de mettre de l'huile et rajoutez 2 cuillères à soupe d'eau. Ajoutez une pincée de piment en poudre, et les haricots rouges à la dernière minute.
Servez sans attendre.

PENNE AUX POIS CHICHES

Pour 4 personnes • Préparation : 10 min • Cuisson : 1 h

• **Ingrédients :** 500 g de penne • 200 g de pois chiches.

Faites tremper une nuit les pois chiches dans de l'eau froide. Après trempage, vous verrez qu'ils auront gonflé. Jetez l'eau de trempage. Enlevez leur peau, rincez-les et égouttez-les. Le lendemain, faites cuire les pâtes al dente. Versez les pois chiches dans une casserole remplie d'eau froide. Portez à ébullition et laissez cuire pendant 1 heure. Retirez du feu. Écrasez des pois chiches avec un presse-purée et utilisez cette purée comme sauce pour remplacer une sauce bolognaise : moins de gras et plus de fibres alimentaires.

LA LAITUE : UNE PARTENAIRE MINCEUR

La laitue présente de nombreuses variétés : laitue beurre, romaine, batavia, laitue à couper comme la feuille de chêne, laitues grasses comme la sucrine ou la rougette. Rafraîchissante, riche en minéraux, en eau et en fibres, n'hésitez plus à l'intégrer hebdomadairement à vos menus.

Les 5 bonnes raisons de manger de la laitue

Ses atouts nutritionnels : la laitue est riche en minéraux (potassium, calcium, magnésium, phosphore, sodium), en oligoéléments (zinc, manganèse, cuivre, fer) et en vitamines (C, E, B3, B9, provitamine A).

Très riche en eau et peu de calories : encore faut-il ne pas la noyer sous une sauce ! Une portion de 100 g de laitue apporte 13 calories et rajoutez près de 449 calories pour 100 g de sauce vinaigrette. Elle ne contient également que des traces de lipides et peu de glucides (1,39 g de glucides aux 100 g) si elle est crue (des traces de glucides quand elle est cuite).

Diurétique et laxative grâce à ses fibres : c'est pourquoi les nutritionnistes la recommandent dans un régime minceur et en cas de rétention d'eau.

Digeste : elle se digère bien, permet de réguler le transit intestinal et prévient la constipation. C'est l'accompagnement idéal d'un plat de viande ou de poisson.

Antiballonnements : la laitue favorise l'expulsion des gaz intestinaux.

En pratique

Comment la choisir ? Vous verrez tout de suite si votre laitue est fraîche ou non. Évitez une laitue avec des feuilles noircies, abîmées, jaunies, flétries, avec des taches et une base desséchée. Le trognon doit être bien blanc.

Comment la conserver ? Vous pouvez la conserver 2 jours dans le bac à légumes de votre réfrigérateur. L'idéal est de la laver, de l'essorer dans une essoreuse à salade ou un torchon et de la mettre dans une boîte hermétique. Vous pourrez ainsi la conserver 48 heures supplémentaires au réfrigérateur.

Comment la préparer ? Crue ou cuite à la vapeur, braisée, à la casserole dans de l'eau bouillante, en soupe, en purée ou en gratin. **Mon conseil :** enlevez le trognon, retirez les feuilles abîmées ou flétries. Détachez les feuilles du cœur. Quand vous la lavez, faites-le rapidement et ne la laissez pas tremper.

Mes recettes faibles en calories

SALADE RAFRAÎCHISSANTE

Pour 3 personnes • Préparation : 15 min

Ingrédients : 1 concombre • 1 poivron rouge • 2 tomates • 1 oignon • 1 laitue • 100 g de feta • 2 cuillères à soupe de vinaigre balsamique • sel • poivre.

Lavez les tomates. Pelez le poivron, ôtez le pédoncule et retirez les graines. Coupez tomates et poivron en petits dés. Épluchez l'oignon et hachez-le finement. Épluchez le concombre, coupez-le en deux, ôtez les graines et coupez-le en rondelles fines. Taillez la feta en petits dés. Mélangez le tout avec le vinaigre balsamique. Salez et poivrez. Réservez au frais.

Lavez la laitue et détachez les feuilles les plus tendres.
Sur chaque assiette, déposez des feuilles de laitue et un peu de la préparation. Dégustez aussitôt.

CŒUR DE LAITUE EN MÉLI-MÉLO

Pour 4 personnes • Préparation : 20 min + 15 min au frais

Ingrédients : 4 cœurs de laitue • 100 g de tomates cerises • 1 betterave rouge cuite • 2 tranches de jambon blanc • 40 g de fromage de chèvre frais • 1 radis noir • 1 citron • 1 cuillère à soupe d'huile d'olive • sel • poivre.

Lavez les cœurs de laitue et les tomates cerises.
Coupez la betterave rouge en dés, le fromage, le jambon et les cœurs de laitue en petits morceaux. Pressez le jus d'un citron. Dans un saladier, mélangez l'huile d'olive avec le jus du citron. Ajoutez les cœurs de laitue, les tomates cerises, la betterave, le jambon et le fromage de chèvre.
Mélangez le tout. Salez et poivrez.

Mettez le saladier au réfrigérateur 15 minutes. Servez frais.

LE PIMENT : IL NE MANQUE PAS DE PIQUANT !

Il existe de nombreuses variétés de piments qui peuvent se classer du plus doux (paprika, piment doux de Gascogne, piment d'Espelette) au plus fort (piment de Cayenne, piment oiseau, piment antillais...). Bien connu dans la cuisine créole, mexicaine, sud-américaine ou orientale, le piment a une saveur piquante qui pourra apporter de l'exotisme à vos plats.

Les 5 bonnes raisons de manger du piment

Ses atouts nutritionnels : le piment contient des minéraux (magnésium), des oligoéléments (fer) et des vitamines (C, B1, B2, B6). À titre d'exemple, la teneur en vitamine C du piment de Cayenne est deux fois plus élevée que celle de l'orange.

Son apport énergétique est faible : comptez 20 calories pour un gros piment cru.

C'est un allié quand on surveille sa ligne : de nombreuses études ont porté sur l'un de ses composants, la capsaïcine (à l'origine du « brûlant » des piments), une molécule qui aurait la capacité de stimuler le métabolisme de base (donc la dépense calorique) et favoriser la combustion des graisses et des sucres. Les piments sont très efficaces pour éliminer les graisses et les kilos superflus.

Il permet de modérer l'appétit : en effet, il augmente la sensation de satiété.

Le piment limite : l'apport de sel. En effet, comme le piment est fort, il rehausse le goût, ce qui a l'avantage de limiter l'apport en sel.

En pratique

Comment le choisir? Vous trouverez du piment frais sur les marchés et dans les boutiques asiatiques ou antillaises. En supermarché, vous trouverez du piment séché entier ou en poudre.

Comment le conserver? Le piment frais se conserve dix jours au réfrigérateur dans une boîte hermétique. Le piment séché ou en poudre se conserve des années à l'abri de la chaleur et de la lumière, bien fermé dans un contenant hermétique. Il peut aussi être conservé dans de l'huile ou du vinaigre, voire dans de la sauce tomate.

Comment le préparer? Une pincée suffit pour rehausser le goût d'un plat.

BON À SAVOIR

- Attention : n'avalez pas un piment entier si vous ne voulez pas déclencher une sensation de « feu » dans la bouche ! Le piment est parfois difficile à digérer pour les estomacs fragiles. Il est déconseillé en cas d'hémorroïdes, si vous êtes enceinte ou si vous allaitez.
- L'échelle de Scoville est une échelle de mesure de la force (en nombre d'unités) des piments inventée en 1912 par le pharmacologue Scoville. Liée à la teneur de capsaïcine responsable de la force du piment, cette échelle repose surtout sur la sensation perçue. À titre d'exemple, les piments les plus forts ont un piquant mesuré au-dessus de 100 000 unités quand les plus doux en ont un mesuré entre 100 et 500 unités.

Mes recettes faibles en calories

FRICASSÉE DE POULET AU PIMENT

Pour 4 personnes • Préparation : 10 min • Cuisson : 1 h

Ingrédients : 1 poulet (demandez à votre boucher de vous le découper en morceaux) • 1 oignon • 1 cuillère d'huile d'olive • 1 cuillère à café de piment de Cayenne • sel • poivre.

Épluchez et coupez l'oignon en rondelles. Faites revenir dans une cocotte vos morceaux de poulet avec l'huile d'olive et l'oignon. Salez et poivrez. Retournez régulièrement chaque morceau.

Une fois chaque morceau revenu, versez le piment et un verre d'eau et couvrez la cocotte. Laissez cuire à feu doux pendant 45 minutes, en remuant de temps en temps et en rajoutant un peu d'eau.

SAUMON AU PIMENT

Pour 4 personnes • Préparation : 10 min • Cuisson : 16 min

Ingrédients : 1 pavé de saumon • 1 cuillère à café de piment de Cayenne • 1 cuillère à café de miel liquide d'acacia.

Dans une poêle, faites chauffer un tout petit peu le miel, ajoutez-y le piment. Mettez d'abord le saumon côté peau. Faites cuire 16 minutes en retournant le poisson à mi-cuisson. Servez chaud.

LE POIVRON : UN ALIMENT MANGE-GRAISSE

De la famille des Solanacées, tous les poivrons sont verts à la base. Rouge, orange, jaune, vert, violet… : tout dépend de la variété et de la maturité. Peu calorique, il est apprécié pour ses vitamines et son apport en minéraux.

Les 5 bonnes raisons de manger du poivron

Ses atouts nutritionnels : le poivron est riche en sels minéraux (potassium à raison de 187 mg pour 100 g de poivron rouge cru, magnésium, phosphore, calcium, sodium) et en oligoéléments (fer, sélénium, zinc, manganèse). Il est aussi riche en vitamines (C, du groupe B, provitamine A surtout quand il est rouge).

Faiblement calorique : comptez environ 34 calories pour 100 g de poivron rouge cru. N'hésitez plus à l'incorporer à vos menus. Une portion de 50 g de poivron vert cru ne fournit que 10 calories. Et une portion de 150 g de poivron vert cuit correspond à 42 calories, soit moins qu'un yaourt maigre (comptez 52 calories pour un yaourt maigre de 125 g) !

Un légume record pour la vitamine C : 162 mg pour une portion de 100 g de poivron rouge cru (le persil en contient plus encore). Une portion de 200 g de poivron rouge cuit en fournit 162 mg. La vitamine C est connue pour limiter le stockage des graisses. Attention, la cuisson peut détruire jusqu'à 60 % de sa teneur en vitamine C.

Riche en fibres (celluloses et hémicelluloses) : environ 2 g aux 100 g, un taux qui favorise le transit intestinal si vous êtes constipé. Avec ses propriétés diurétiques, le poivron agit sur l'organisme de façon à limiter l'absorption des graisses. Il facilite la digestion.

Il permet de modérer l'appétit : c'est en effet un aliment rassasiant. Il est donc inutile d'en manger de grosses quantités. Les nutritionnistes le recommandent dans les programmes minceur.

BON À SAVOIR

Entre le poivron et le piment, c'est juste une différence d'appellation, car les deux sont issus de la même plante : *Capsicum annuum.* Seules leur saveur et leur forme les distinguent.

En pratique

Comment le choisir? Choisissez-le bien ferme, charnu, à la peau lisse, tendue et bien brillante, exempte de meurtrissures ou de taches. La couleur n'influe pas sur sa fraîcheur. Le panel des saveurs s'étend de l'amer-poivré au sucré. Plus un poivron est petit, plus il est piquant.

Comment le conserver? Conservez-le 8 jours dans un endroit frais et sec, plutôt qu'au réfrigérateur. Lavé et épépiné, stockez-le dans une boîte hermétique. Vous pouvez congeler les poivrons si vous les avez préalablement blanchis durant 3 minutes dans l'eau bouillante.

Comment le préparer? Cru, cuit à la vapeur, au wok, au gril, en cocotte, à l'étouffée, en farci, en sauce, confit. **Mon conseil :** pour que le poivron soit plus digeste, préférez-le mûr, pelez-le, ôtez le pédoncule et retirez les graines. En effet, à l'intérieur de ces graines, on trouve un alcaloïde, la capsaïcine, qui peut s'avérer irritant pour les muqueuses. Mais il y en a moins que dans le piment, il est donc mieux toléré par les intestins. Il est toutefois préférable de l'éplucher si vous avez les intestins fragiles. Un poivron carré court est plus facile à peler avec un Économe. Sinon, il suffit de le pocher trois minutes dans l'eau bouillante pour le peler aisément.

En complément alimentaire : il existe des gélules de poivron, notamment de poivron rouge. Certaines marques de compléments alimentaires à base de poivron rouge et de piment promettent de « faire brûler près de 280 calories de plus par jour », autant de calories brûlées qu'en faisant une vingtaine de minutes de jogging !

Mes recettes faibles en calories

COULIS DE POIVRONS

Pour accompagner une terrine de poisson pour 6 personnes • Préparation : 10 min • Cuisson : 20 min

Ingrédients : 4 poivrons rouges • 1 citron.

Lavez les poivrons, coupez-les en quatre et épépinez-les. Retirez la partie blanche de la chair, elle est un peu amère. Faites-les cuire à la vapeur durant 20 minutes. Il sera ainsi plus facile de les peler avec un Économe après cuisson.

Laissez-les refroidir. Mixez-les ensuite avec le jus d'un citron. Cela vous donnera un délicieux coulis qui parfumera une terrine de poisson ou de légumes.

POIVRONS FARCIS AUX LÉGUMES

Pour 6 personnes • Préparation : 20 min • Cuisson : 40 min

Ingrédients : 3 poivrons rouges • 3 poivrons jaunes • 1 gros oignon • laurier • romarin • thym • 2 courgettes • 1 boîte de concentré de tomates • 1 aubergine • 1 gousse d'ail • sel • poivre.

Faites revenir à feu doux l'oignon haché dans une poêle à revêtement antiadhésif. Lavez et coupez les poivrons en deux. Évidez-les en pensant à retirer les graines. Mixez l'intérieur des poivrons avec l'ail. Lavez, épluchez et coupez en morceaux les courgettes et l'aubergine.

Ajoutez-les dans la poêle avec la purée de poivrons et d'ail passés au mixeur, le concentré de tomates, cinq feuilles de laurier, deux branches de thym et de romarin.
Salez et poivrez. Laissez mijoter à feu doux pendant 20 minutes.

Versez la préparation dans les poivrons coupés en deux.
Préchauffez le four à 180 °C (thermostat 6). Mettez au four 10 minutes les douze moitiés de poivron farcies.
Servez bien chaud.

LE RADIS NOIR : POUR UNE CURE DE DÉTOXIFICATION

De la famille des Brassicacées, le radis noir se reconnaît par sa racine très volumineuse pouvant atteindre 50 cm de longueur. Cousin du chou et du navet, le radis noir est un aliment très utile pour la digestion, ami du foie et de la vésicule biliaire.

Les 5 bonnes raisons de manger du radis noir

Ses atouts nutritionnels : le radis noir est riche en vitamines (C, B9, provitamine A), en minéraux (potassium, calcium, magnésium, phosphore, sodium) et en oligoéléments (zinc, fer).

Un faible apport énergétique : avec environ 18 calories pour 100 g, 0,6 g de glucides aux 100 g et des traces de lipides, le radis noir est donc intéressant dans un régime minceur, encore faut-il consommer pain et beurre avec modération !

Il renferme des composants détox : il se caractérise par sa teneur élevée en glucosinolates, à l'origine de son activité cholagogue (qui facilite l'évacuation de la bile vers l'intestin). Il est conseillé comme draineur hépato-biliaire. C'est un détoxifiant du foie et il contribue à augmenter la sécrétion de la bile.

Riche en fibres (près de 2 g aux 100 g) : le radis noir facilite la digestion et apaise les ballonnements. Il est particulièrement indiqué après un excès alimentaire.

Dépuratif et diurétique : sa haute teneur en potassium (à raison de 312 mg pour 100 g) et sa faible teneur en sodium (8,6 mg aux 100 g) en font un aliment diurétique. Il est vivement conseillé en cure pour un bon fonctionnement du système digestif et pour favoriser les fonctions de détoxification de l'organisme, en éliminant les toxines.

En pratique

Comment le choisir ? Au toucher, le radis noir doit être bien ferme, sans meurtrissures ni craquelures, sinon il sera amer. Il doit être lourd, signe qu'il n'est pas creux.

Comment le conserver ? Il se ramollit au bout de 48 heures et devient vite amer. Conservez-le au frais, enveloppé dans un torchon. S'il est entamé, mettez au bout un morceau de film transparent alimentaire.

Comment le préparer ? Essentiellement cru, en sauce ou en soupe. **Mon conseil :** certaines personnes digèrent mal le radis noir. Il est important de bien le mastiquer. S'il est trop piquant, laissez-le dégorger une heure après l'avoir saupoudré de gros sel de mer. Pour avoir un radis noir plus croquant, débitez-le en rondelles très fines presque translucides.

En complément alimentaire : réputés pour leurs effets digestifs, dépuratifs et leur action sur le transit intestinal, les compléments alimentaires (gélules) à base de radis noir sont indiqués pour détoxiquer l'organisme (cure à faire au printemps). C'est la racine du radis noir qui est utilisée. Il est souvent associé à du chardon-Marie, de l'artichaut, du pissenlit ou de la fumeterre.

ATTENTION

Ne prenez pas de radis noir si vous souffrez d'obstruction des voies biliaires.

Mes recettes faibles en calories

RADIS NOIR SAUTÉ

Pour 1 personne • Préparation : 5 min • Cuisson : 10 min

• **Ingrédients :** 1 radis noir • 1 noisette de beurre.

Pelez le radis noir et coupez-le en fines rondelles. Faites chauffer à feu vif pendant 5 minutes dans une poêle les rondelles de radis noir avec le beurre. Couvrez et laissez cuire à feu doux 5 minutes supplémentaires. Une recette indiquée pour faciliter la digestion d'une viande trop grasse.

TARTARE DE RADIS

Pour 2 personnes • Préparation : 10 min

• **Ingrédients :** 1 radis noir • 2 petits suisses 0 % mat. gr.
• 2 toasts grillés de pain de seigle • sel • poivre.

Lavez et pelez avec un Économe le radis noir. Hachez-le au mixeur. Dans un récipient, mélangez cette purée de radis avec les petits suisses. Salez et poivrez. Étalez cette préparation sur chaque toast.

LE RAIFORT : POUR STIMULER LA DIGESTION

De la famille des Brassicacées, le raifort se reconnaît à ses grandes feuilles pointues et finement dentées s'élevant tout droit de la racine telles des feuilles de palmier. Il est cultivé pour sa racine à usage condimentaire, au goût piquant et puissant. Le raifort est notamment bénéfique pour les problèmes digestifs. Il est surtout utilisé pour relever un plat de viande dans les pays germaniques, en Alsace et dans de nombreux pays d'Europe centrale. En Angleterre, il entre dans la composition d'une sauce.

Les 5 bonnes raisons de manger du raifort

Ses atouts nutritionnels : le raifort est bien pourvu en minéraux (potassium, magnésium, sodium, calcium, phosphore), en oligoéléments (fer, zinc, manganèse) et en vitamines (C, B9). Il renferme aussi des acides aminés comme l'arginine.

Un apport énergétique modéré : 69 calories pour une portion de 100 g de raifort cru.

Des propriétés digestives : le raifort accélère le processus digestif et favorise la production de bile. Il possède un léger effet laxatif. Il réduit les gaz intestinaux et les flatulences.

Lipides : il contribue à leur digestion.

Riche en eau et diurétique : le raifort facilite l'élimination urinaire.

ATTENTION

Ne prenez pas plus de 15 g par jour de raifort râpé. À fortes doses, il peut entraîner des irritations de l'estomac. Sa consommation n'est pas recommandée en cas de grossesse. À éviter en cas d'ulcère, de brûlures d'estomac, de troubles rénaux.

En pratique

Comment le choisir ? Choisissez une racine ferme, lourde en main, dense, sans taches brunes ni moisissures. On en trouve aussi râpé et conservé dans du vinaigre, au rayon condiments.

Comment le conserver ? Dans une boîte hermétique, à l'abri de la chaleur. Les racines de raifort se conservent bien au congélateur, mais ne les pelez pas avant de les congeler.

Comment le préparer ? Cru, râpé, haché, séché, mariné, incorporé dans des sauces ou vinaigrettes pour remplacer la moutarde. Avec son goût piquant, le raifort relève les plats un peu fades. Il faut l'éplucher et retirer le centre dur et ligneux, et d'éventuelles parties verdâtres amères. Vous pouvez le mélanger à un yaourt 0 % mat. gr. pour en faire une sauce ou l'utiliser comme condiment. **Mon conseil :** préparez-le à la dernière minute. Versez dessus du jus de citron pour éviter qu'il ne s'oxyde.

En complément alimentaire : les gélules de raifort ont une action diurétique et aident à tonifier le tube digestif et l'estomac, avec un léger effet purgatif. Vous trouverez également des gélules à base de raifort et de radis noir. Elles facilitent la digestion, améliorent le transit intestinal, réduisent les risques de constipation et agissent comme détoxifiant. Les substances qu'elles contiennent leur permettent de stimuler le foie et de faciliter le rejet toxique au niveau de la bile.

Mes recettes faibles en calories

SAUCE AU RAIFORT

Pour 2 personnes • Préparation : 10 min

Ingrédients : 250 g de racine de raifort • 15 cl de vinaigre de cidre • 2 cuillères à café de sucre en poudre • sel.

Épluchez le raifort avec un Économe et coupez-le en morceaux. Mixez dans un blender le raifort avec le vinaigre, le sucre et le sel. Réservez 1 heure au réfrigérateur. Cette sauce accompagne bien une viande blanche.

AUTRE RECETTE DE SAUCE AU RAIFORT

Pour 2 personnes • Préparation : 10 min

Ingrédients : 70 g de racine fraîche de raifort • 2 cuillères à soupe de vinaigre de cidre • 100 g de fromage frais allégé • sel • poivre.

Pelez la racine puis râpez-la finement. Versez-la dans un récipient avec le vinaigre, mélangez bien. Ajoutez le fromage frais, salez et poivrez.

LE SALSIFIS

C'est un légume-racine à saveur légèrement sucrée. Certains veulent l'écarter d'un régime mais il contient plus de fibres et il est deux fois plus riche en protéines que la pomme de terre, par exemple.

Les 5 bonnes raisons de manger des salsifis

Ses atouts nutritionnels : il contient de minéraux (potassium, magnésium, calcium, phosphore, sodium), des oligo-éléments (fer, cuivre, manganèse) et des vitamines (B1, B2, B5, B6, C, E).

Son apport énergétique modéré : 46 calories pour une portion de 100 g de salsifis cuits.

Il évite le grignotage : en effet, il apporte une sensation de rassasiement.

Draineur du foie : le salsifis régule le transit intestinal et lutte contre la constipation. Sa chair renferme de l'inuline (un sucre) qui contribue à la santé des intestins : de 4 à 11 g pour 100 g frais. Grâce à l'inuline, les bactéries bénéfiques de l'intestin, comme les bifidobactéries, peuvent jouer un rôle favorable sur la santé intestinale.

Sa richesse en fibres : 2,1 g aux 100 g, ce qui permet de ralentir le passage des graisses dans l'organisme.

ATTENTION

Évitez d'en manger si vous êtes sujet aux gaz intestinaux et aux ballonnements. Certaines personnes sont allergiques à l'inuline.

En pratique

Comment les choisir? Dans le salsifis, c'est principalement la racine blanche que l'on consomme. Les jeunes pousses du printemps peuvent aussi être consommées. Choisissez des salsifis plutôt fins et fermes. Ne prenez pas un diamètre trop gros, sinon le salsifis sera creux au centre et fibreux. Il existe aussi des salsifis en boîte ou surgelés.

Comment les conserver? Les salsifis se conservent 5 jours dans le bac à légumes du réfrigérateur. Vous pouvez les congeler après les avoir préalablement blanchis 5 minutes.

Comment les préparer? Les salsifis nécessitent une longue cuisson, environ 1 heure en fonction du diamètre. **Mon conseil :** lavez les salsifis et laissez-les tremper 30 minutes dans l'eau froide pour en faciliter l'épluchage. Ils sont difficiles à éplucher et surtout noircissent les doigts. Pour éviter de vous tacher, enfilez une paire de gants jetables et pelez-les avec un Économe en remontant vers la pointe. Plongez-les au fur et à mesure dans de l'eau additionnée d'une cuillère à soupe de vinaigre ou d'un jus de citron pour éviter qu'ils ne s'oxydent.

RÔTI DE VEAU AUX SALSIFIS

Pour 4 personnes • Préparation : 15 min • Cuisson : 1 h

Ingrédients : 800 g de rôti de veau (dans le quasi de préférence) • 1 oignon • 600 g de salsifis • 1 gousse d'ail • laurier • thym • romarin • 1 cuillère à soupe d'huile d'olive • sel • poivre.

Faites cuire les salsifis 45 minutes dans l'eau salée bouillante. Égouttez-les dans une passoire et réservez. Faites des encoches dans le rôti et glissez-y des morceaux d'ail. Dans une cocotte, faites chauffer l'huile d'olive et faites dorer le rôti sur toutes ses faces. Ajoutez l'oignon épluché et coupé en morceaux, le thym, le romarin, le laurier et un peu d'eau. Salez et poivrez. Mettez le couvercle. Laissez cuire 45 minutes à feu doux en ajoutant de temps en temps de l'eau et en le retournant en milieu de cuisson. Ajoutez les salsifis cuits le dernier quart d'heure.

Mon astuce pour savoir si le veau est assez cuit : piquez la viande avec la lame d'un couteau, il ne doit pas en sortir de jus rose.

POÊLÉE DE SALSIFIS

Pour 4 personnes • Préparation : 15 min • Cuisson : 25 min

Ingrédients : 400 g de salsifis • quelques brins de persil • sel • poivre.

Faites cuire 15 minutes les salsifis à la vapeur. Puis versez-les dans une poêle à revêtement antiadhésif. Salez, poivrez et ajoutez le persil préalablement lavé et haché. Faites revenir 10 minutes. Idéal en accompagnement d'un poisson, de filets de poulet ou de dinde, ou encore d'un rôti de porc.

LES AUTRES ALIMENTS BRÛLE-GRAISSE

L'AIL : LE BULBE DÉTOX

De la famille des Liliacées, l'ail est une plante bulbeuse vivace aux propriétés médicinales et aux qualités culinaires réputées depuis l'Antiquité. Les variétés d'aulx sont classées en fonction de leur période de plantation : ail blanc, ail rose, ail violet… C'est pourquoi ils sont commercialisés toute l'année.

Les 5 bonnes raisons de manger de l'ail

Ses atouts nutritionnels : c'est une excellente source en minéraux (surtout du potassium [à raison de 555 mg aux 100 g], mais aussi du magnésium, du calcium, du phosphore, du sodium), en oligoéléments (sélénium, fer), en vitamines (C, B6, B9) et en fibres (4,7 g aux 100 g).

Idéal dans un régime sans sel : l'ail donne du goût à vos aliments pour un apport calorique limité (13 calories pour 10 g) et surtout vous permet d'éviter le sel qui favorise notamment la rétention d'eau. C'est un exhausteur de goût incomparable. Dans les régimes sans sel ni assaisonnement, l'ail permet de redonner de la saveur aux plats.

Un aliment détox : l'ail n'aide pas à perdre du poids mais c'est un aliment détox comme le radis noir. Dépuratif, il aide à éliminer les déchets et à chasser les toxines de l'organisme. Il contient un acide aminé soufré, la méthionine, qui aide à éliminer les graisses.

Cholagogue, digestif et stimulant : l'ail agit comme antiseptique sur les organes digestifs et détruit la flore pathogène tout en luttant contre les diarrhées. Il agit aussi contre la constipation. L'ail a une action diurétique reconnue traditionnellement. Il agit surtout sur l'élimination de l'eau, supprime les gaz intestinaux et facilite la digestion.

Peu calorique : il n'y a pas de risque de surcharge pondérale puisqu'une gousse d'ail (environ 3 g) apporte moins de 4 calories.

En pratique

Comment le choisir? Une tête contient une dizaine de gousses. Choisissez des bulbes dodus et fermes, avec une pelure intacte. Examinez la tête d'ail, elle doit être bien renflée, sans taches ni moisissures. L'ail n'est plus frais si des pousses vertes dépassent de la gousse ou si des taches brunes apparaissent.

Comment le conserver? Vous pouvez conserver l'ail un an dans un endroit frais, au sec et à l'abri de la lumière. La chaleur et l'humidité sont ses pires ennemis. L'idéal est de suspendre une tresse dans votre cuisine. Ne mettez pas votre ail au réfrigérateur, sauf l'ail frais qui peut se conserver une semaine dans une boîte hermétique dans le bac à légumes de votre réfrigérateur.

Comment le préparer? Cru ou cuit.

En complément alimentaire : il existe des gélules d'ail indiquées surtout pour une bonne circulation générale.

Mes recettes faibles en calories

CRÈME D'AIL

Pour 2 personnes • Préparation : 15 min • Cuisson : 15 min

Ingrédients : 1 tête d'ail • 1 bouquet de thym • laurier et romarin.

Faites bouillir de l'eau dans une casserole. Jetez les gousses d'ail pelées et laissez-les 5 minutes. Jetez l'eau et refaites trois fois la même chose. Retirez du feu et mixez avec les herbes aromatiques. Servez chaud ou froid.

POÊLÉE DE CREVETTES À L'AIL

Pour 2 personnes • Préparation : 15 min • Cuisson : 5 min

Ingrédients : 300 g de crevettes roses cuites • 2 gousses d'ail • 1 cuillère à café d'huile d'olive • le jus d'un citron • 1 pincée de piment de Cayenne • sel • poivre.

Décortiquez les crevettes roses. Faites-les revenir 5 minutes à feu moyen dans une poêle antiadhésive avec l'huile d'olive, le jus du citron, le piment et l'ail finement haché. Remuez souvent. Salez et poivrez. Servez chaud avec du riz ou du quinoa.

PORC À L'AIL

Pour 2 personnes • Préparation : 10 min • Cuisson : 40 min

Ingrédients : 1 filet mignon de porc • 1 gousse d'ail • sel • poivre • 1 cuillère à soupe d'huile d'olive.

Préchauffez le four à 180 °C (thermostat 6). Épluchez l'ail. Faites des incisions dans le porc et insérez des morceaux d'ail. Salez et poivrez.

Badigeonnez la viande avec un pinceau imbibé d'huile d'olive. Mettez au four pendant 40 minutes. Servez avec des haricots verts.

LA CANNELLE : UNE ÉPICE QUI DIMINUE L'ENVIE DU SUCRÉ

Connue depuis l'Antiquité, la cannelle, une substance végétale aromatique, est indiquée pour diminuer les fringales intempestives. Avec sa petite touche épicée, elle présente l'avantage de remplacer le sucre dans de nombreux desserts, compotes, salades de fruits. Vous pouvez aussi l'utiliser pour aromatiser des plats mijotés et rehausser la saveur des laitages allégés, souvent fades.

Les 5 bonnes raisons de manger de la cannelle

Ses atouts nutritionnels : la cannelle est une bonne source de minéraux (magnésium, phosphore, potassium, calcium, sodium), d'oligoéléments (fer, cuivre, zinc, sélénium) et de vitamines (E, C, B9, B3).

Une pincée suffit : son apport énergétique est élevé (266 calories pour 100 g), mais comme une pincée suffit pour vos plats, cela représente moins de 5 calories !

La cannelle brûle les graisses et les calories : elle contient un flavonoïde, le HCMP, qui facilite le travail de l'insuline et qui aide l'organisme à mieux réguler le taux de sucre dans le sang (la glycémie), ce qui évite de les stocker sous forme de graisses. En fait elle déstocke l'excès de glucose. D'où son intérêt en cas d'hypoglycémie.

Une aide pour limiter les pulsions sucrées : une cuillère à café de cannelle en poudre apporte 1,3 g de fibres, notamment des fibres solubles bien utiles pour mieux résister aux petites fringales. C'est un excellent coupe-faim quand l'envie de grignoter du sucré vous envahit. La cannelle aide à limiter les pulsions sucrées. Elle facilite aussi la digestion.

La cannelle peut se substituer au sucre : vous pouvez l'utiliser pour sucrer un yaourt, un thé ou un café. Une méthode pour brûler des graisses sans se priver de dessert !

BON À SAVOIR

• Attention : ne pas en prendre lors d'une grossesse. À fortes doses, la cannelle peut avoir des effets néfastes.

• Sucer un bâton de cannelle est utile pour limiter les pulsions sucrées. Plutôt que de sucrer un thé ou une tisane, mettez une minuscule pincée de poudre de cannelle.

En pratique

Comment la choisir? Tous les canneliers ne donnent pas de la cannelle de bonne qualité aux arômes parfumés. Vous en trouverez en rouleaux et en poudre. Elle doit être friable, avec des lamelles fines. **Mon conseil :** préférez la cannelle de Ceylan. Elle est plus chère que la cannelle de Chine mais de meilleure qualité et moins néfaste pour le foie.

Comment la conserver? Qu'elle soit en poudre, en bâtons ou en huile essentielle, vous pouvez la conserver dans une boîte hermétique, dans un endroit frais, sec, à l'abri de la chaleur et de la lumière.

Comment la préparer? La poudre, contrairement aux bâtonnets, supporte mal une cuisson longue. Rajoutez-la en fin de cuisson. N'hésitez pas à mettre une pincée de cannelle dans vos desserts (type crumble) ou certains plats salés (tajines).

Mes recettes faibles en calories

POMMES AU FOUR À LA CANNELLE

Pour 4 personnes • Préparation : 10 min • Cuisson : 30 min

Ingrédients : 4 pommes bio • 2 cuillères à soupe de cannelle en poudre.

Préchauffez le four à 210 °C (thermostat 7). Lavez vos pommes. Videz-les avec le vide-pomme sans les peler. Faites une petite incision sur le dessus. Posez-les dans un plat qui va au four.

Incorporez un peu de cannelle dans chaque incision et versez un peu d'eau au fond du plat. Mettez au four durant 30 minutes. À consommer chaudes ou tièdes.

THÉ MINCEUR

Pour 2 personnes • Préparation : 15 min

Ingrédients : 1 pincée de thé vert en feuilles • 1 cuillère à café de cannelle.

Versez de l'eau frémissante (et non pas bouillante) sur le thé vert. Ajoutez la cannelle. Laissez infuser 15 minutes. Filtrez. Buvez une ou deux tasses dans la journée.

LE CLOU DE GIROFLE : UN ALLIÉ ANTIGRIGNOTAGE

Réputée pour ses vertus gustatives, cette épice piquante et chaude est un excellent allié minceur.

Les 5 bonnes raisons de manger du clou de girofle

Ses atouts nutritionnels : le clou de girofle est une bonne source en minéraux (calcium, magnésium, potassium), en vitamines (E, K, C, B6) et en oligoéléments (manganèse, fer).

3 calories pour 1 g : son apport énergétique est faible car on en met peu.

Contre les pulsions sucrées : grâce à ses effets analgésiants (c'est pourquoi on l'utilise en cas de rage de dents en attendant une consultation chez le dentiste), il « endort » en quelque sorte les papilles et l'envie de sucré en même temps.

C'est un bon coupe-faim : mâchez un clou de girofle en cas de périodes de grignotage intempestif.

Antiballonnement : en fin de cuisson d'aliments difficiles à digérer (comme les choux), quelques clous de girofle permettent de faciliter la digestion et d'éviter les ballonnements.

BON À SAVOIR

On cueille les boutons avant que les fleurs soient détachées. Les clous de girofle sont récoltés deux fois par an, en été et en hiver. Ils sont ensuite séchés au soleil.

En pratique

Comment le choisir? Préférez les clous de girofle entiers car ils sont plus parfumés que les clous moulus.

Comment le conserver?
Vous pourrez les conserver deux à trois ans dans une boîte hermétique à l'abri de la chaleur et de la lumière. Pour voir s'ils ont encore du parfum, mettez-en un dans l'eau, s'il ne flotte pas, c'est qu'il a perdu sa saveur.

Comment le préparer?
L'arôme du clou de girofle est tellement intense qu'un ou deux suffisent généralement pour une recette. Vous pouvez vous en servir pour aromatiser le jambon, des bouillons, conserves, plats et desserts. On les utilise aussi piqués dans un oignon pour accompagner un plat de lentilles, ou piqués dans une orange pour parfumer un dessert. Il permet aussi d'assaisonner nombreuses préparations : marinades, cornichons… **Mon conseil :** mâchez-en un quand une envie de grignoter vous prend.

Recettes de grand-mère

POUR LIMITER LES BALLONNEMENTS ET AUTRES PROBLÈMES DIGESTIFS
Faites une infusion de clous de girofle. Versez de l'eau frémissante sur quatre clous de girofle, laissez infuser 15 minutes, filtrez et buvez une tasse en fin de repas.

CONTRE LES AIGREURS D'ESTOMAC
Mâchez un clou de girofle.

Mes recettes faibles en calories

THÉ COUPE-FAIM

Pour 1 personne • Préparation : 5 min • Cuisson : 10 min

Ingrédients : 1 cuillère à soupe de feuilles de thé vert • 1 bâton de cannelle • 2 clous de girofle • quelques graines de cardamome.

Faites chauffer de l'eau de source. Mettez dans une tasse le thé vert, le bâton de cannelle, les clous de girofle et la cardamome. Versez l'eau bouillante dessus. Laissez infuser 10 minutes. Filtrez. Buvez une tasse avant le repas.

PLAT DE LENTILLES

Pour 2 personnes • Préparation : 10 min • Cuisson : 40 min

Ingrédients : 200 g de lentilles vertes du Puy • 1 oignon • 4 clous de girofle • 1 bouquet de persil • ¼ de verre de bouillon instantané.

Inutile de faire tremper la veille les lentilles.
Versez-les dans une casserole remplie d'eau au ras bord.

Ajoutez l'oignon épluché et piqué des clous de girofle, le persil et le bouillon instantané. Portez à ébullition et laissez mijoter 40 minutes.

Mon astuce : piquez une feuille de laurier dans l'oignon avec un clou de girofle.

LE CURCUMA : UNE ÉPICE QUI STIMULE LA DIGESTION DES GRAISSES

Connu en Chine, le curcuma (ou safran des Indes), de la famille des Zingibéracées (comme le gingembre), arrive en Occident comme safran bon marché. Sa couleur jaune vif et son goût épicé sont familiers aux amateurs de cuisine indienne. Cette plante possède aussi des vertus médicinales. Ennemi des graisses, le curcuma permet d'alléger ses repas tout en se régalant.

Les 5 bonnes raisons de manger du curcuma

Ses principes actifs : cette épice est riche en minéraux (magnésium, potassium, calcium, phosphore), en oligoéléments (zinc, fer) et en vitamines (C, K, du groupe B). Elle contient aussi de la curcumine, le pigment jaune auquel elle doit sa couleur, et qui lui confère de nombreuses vertus (puissant antioxydant, anti-inflammatoire, anticancéreux et antiseptique intestinal).

Un atout essentiel pour donner du goût dans certains régimes minceur un peu fades : en effet, 3 g suffisent pour rehausser un plat, ce qui correspond à 10,5 calories ! Son apport calorique est élevé (350 calories environ dans 100 g de curcuma en poudre) mais on en met très peu.

Diurétique : utilisé dans les médecines indienne et orientale, le curcuma est une racine diurétique. Des études montrent l'efficacité du curcuma dans le traitement des troubles digestifs et hépatiques. Il aurait une action protectrice sur le foie et l'estomac.

Pour une meilleure digestion : plusieurs études scientifiques montrent que le curcuma aide à mieux digérer et assimiler les graisses. Il stimule la digestion et augmenterait la sécrétion biliaire.

Alcalinisant : le curcuma aide à diminuer l'acidité de notre corps.

ATTENTION

À fortes doses, le curcuma peut irriter la muqueuse gastrique et provoquer des nausées et des vomissements. Il est contre-indiqué en cas d'obstruction des voies biliaires.

En pratique

Comment le choisir? On l'achète en poudre.

Comment le conserver? Gardez la poudre de curcuma dans une boîte hermétique à l'abri de la chaleur et de la lumière.

Comment le préparer? Prenez l'habitude d'en mettre une pincée dans une sauce vinaigrette, sur des légumes, un plat de poissons ou de viandes blanches ou encore pour rehausser la couleur du riz.

Mes recettes faibles en calories

CHOU-FLEUR AU CURCUMA

Pour 3 personnes • Préparation : 10 min • Cuisson : 15 min

Ingrédients : ½ chou-fleur • 1 cuillère à soupe de curcuma • 1 pincée de piment de Cayenne • 1 gousse d'ail • 1 cuillère à café d'huile d'olive • sel • poivre.

Préchauffez le four à 180 °C (thermostat 6). Épluchez la gousse d'ail et hachez-la finement. Lavez et séparez le chou-fleur en petits bouquets. Mélangez-les avec le curcuma, l'ail, le sel, le poivre, le piment et l'huile d'olive.

Beurrez une plaque de four et couvrez-la de papier sulfurisé. Disposez sur cette plaque les bouquets de chou-fleur. Faites-les cuire 15 minutes. Servez-les comme apéritif.

SALADE FRAÎCHEUR AU CURCUMA

Pour 2 personnes • Préparation : 30 min

Ingrédients : 2 cuillères à soupe de curcuma • 1 fenouil • 2 pommes • 10 radis • 50 g de noix décortiquées • 3 branches de céleri • 2 échalotes • 150 g de fromage blanc 0 % mat. gr. • 1 cuillère à soupe de moutarde • le jus d'un citron • sel.

Épluchez les échalotes, les pommes, le fenouil et les radis. Coupez-les finement.

Mélangez le tout avec le fromage blanc allégé, les noix et la moutarde. Salez. Versez le jus d'un citron. Réservez 2 heures au réfrigérateur. Servez frais.

L'EAU MINÉRALE : UNE VÉRITABLE PARTENAIRE MINCEUR !

L'eau est indispensable à l'organisme. Elle représente environ 60 % du poids du corps chez l'adulte. Chaque jour, votre corps élimine de l'eau, encore plus s'il fait chaud ou que vous faites du sport. C'est pourquoi il est essentiel de bien s'hydrater tout au long de la journée. Elle joue un rôle fondamental dans la régulation thermique, facilite l'élimination des déchets et assure les échanges nutritionnels entre nos cellules, d'où l'importance de boire pour notre santé !

Les 5 bonnes raisons de boire de l'eau minérale

Pour calmer la faim : boire deux grands verres d'eau en fin de matinée cale un peu l'estomac avant un repas. De plus, avec l'estomac déjà un peu rempli avant de se mettre à table, on mangera moins car on limite les quantités ingérées.

Au moins 1,5 litre d'eau par jour : il serait souhaitable de boire au moins 1,5 litre d'eau par jour, voire plus, de préférence entre les repas pour éviter que les sucs gastriques ne soient trop dilués, ce qui ralentirait leur activité. Pas évident ! C'est une question d'habitude : il faut essayer de boire souvent mais en petites quantités, dès le matin (en dehors des repas), sans attendre d'avoir soif. Évitez de boire de l'eau glacée, elle bloque la digestion. Préférez une eau à température ambiante.

Bon pour le transit : l'eau minérale est bénéfique en cas de constipation. Adoptez un régime sans fibres en buvant beaucoup. Consommée en quantité suffisante (au moins 1,5 litre par jour), l'eau favorise le transit intestinal. Choisissez de l'eau de préférence magnésienne (dont la teneur en magnésium est supérieure à 50 mg/l). Le magnésium aide à la décontraction des muscles du côlon. Il est aussi indiqué pour lutter contre la constipation et assurer un bon transit favorisant de ce fait une meilleure élimination des déchets de l'organisme, ce qui contribue à aider à perdre les kilos superflus.

Pour éliminer : si vous désirez perdre des kilos superflus, il faut éliminer plus (urine, transpiration) ; vous devez donc boire plus, surtout dans le cadre d'un régime où l'on supprime de nombreux aliments (riches en eau).

Pour drainer : préférez une eau pauvre en nitrates et en sodium (comme Wattwiller, La Salvetat) pour assurer un effet drainant maximal. Quant à une eau riche en sulfates (comme Contrex), cela lui confère une action diurétique, pour faciliter l'élimination et lutter contre la peau d'orange.

LE + MINCEUR

L'eau à elle seule ne fait pas maigrir, comme pourraient le prétendre certaines publicités. Mais elle y contribue si elle est bue de façon régulière et associée à une alimentation rééquilibrée et à des exercices physiques réguliers. S'hydrater tout au long de la journée permet de drainer le corps en continu et vous aide à éliminer les déchets superflus… et sans calories !

BON À SAVOIR

- Les eaux minérales naturelles sont des eaux de source souterraine, naturellement pures, microbiologiquement saines, de composition physico-chimique constante.
- Leur exploitation est soumise à une autorisation préfectorale. Selon la législation française, ce sont des eaux reconnues favorables à la santé par l'Académie nationale de médecine et autorisées par le ministère de la Santé, sur avis également du Laboratoire national de la santé.
- Les eaux minérales sont naturelles et non traitées (après autorisation, elles peuvent subir des traitements de dégazéification ou de déferrisation). À l'inverse, les eaux de source n'ont pas l'obligation d'avoir une composition minérale constante et caractéristique (elles peuvent être sujettes à des variations saisonnières). Leur composition n'est pas obligatoirement précisée sur l'étiquette.

En pratique

Comment la choisir? Quand on suit un régime, on réduit notre consommation de certains aliments caloriques, ce qui peut entraîner un besoin accru de certains minéraux comme le magnésium. Alors mettez l'accent sur les eaux pauvres en nitrates et riches notamment en magnésium et en calcium. Le magnésium est indiqué pour lutter contre la constipation et a un effet régulateur sur le transit intestinal. Et un bon transit permet une meilleure élimination des déchets de l'organisme, ce qui contribue à aider à perdre les kilos superflus. Quant au calcium, il jouerait un rôle sur la sécrétion salivaire.

Comment la conserver? Stockez vos bouteilles d'eau dans un lieu propre et sec, à une température ambiante, sans exposition à la lumière solaire ou à l'humidité et loin de toutes sources d'odeurs ou de produits agressifs. N'entreposez jamais vos bouteilles près d'un radiateur ou d'une source de chaleur. Un conditionnement en bouteilles de verre est préférable à celui en bouteilles en plastique, ces dernières pouvant faire passer dans l'eau des substances chimiques indésirables. **Mon conseil :** une bouteille d'eau entamée doit être bue dans les 48 heures.

Principales indications sur la composition de l'eau à connaître pour un régime :

- **Acidulée :** la teneur en gaz carbonique libre est supérieure à 250 mg/l.
- **Bicarbonatée :** la teneur en bicarbonate est supérieure à 600 mg/l (Badoit).
- **Calcique :** la teneur en calcium est supérieure à 150 mg/l (Badoit, Contrex, Hépar).
- **Convient pour un régime pauvre en sodium :** la teneur en sodium doit être inférieure à 20 mg/l (Évian).
- **Fluorée :** la teneur en fluor est supérieure à 1 mg/l (Valmont, Saint-Amand).
- **Magnésienne :** la teneur en magnésium est supérieure à 50 mg/l (Hépar, Contrex, Badoit, Quézac, Courmayeur).
- **Oligo-minérale ou faiblement minéralisée :** la teneur en sels minéraux est inférieure ou égale à 500 mg/l (Évian, Volvic, Mont Roucous).
- **Riche en sels minéraux :** la teneur en sels minéraux est supérieure à 600 mg/l (Contrex, Vittel).
- **Sodique :** la teneur en sodium est supérieure à 200 mg/l (Vichy Célestins, St-Yorre).
- **Sulfatée :** la teneur en sulfates est supérieure à 200 mg/l (Contrex, Hépar, saint amand, Vittel).

LE CAFÉ : UN ALLIÉ POUR NOTRE LIGNE

Le café ne fait pas maigrir, mais il nous aide à perdre des kilos superflus en nous donnant de l'énergie pour faire du sport et contribue à détoxifier l'organisme. À consommer avec modération ! La dose considérée comme normale est de 200 à 300 mg de caféine par jour, soit l'équivalent de deux ou trois tasses de café filtre ou de cinq ou six expressos.

Les 5 bonnes raisons de boire du café

Ses atouts nutritionnels : le café contient des minéraux (magnésium, phosphore, potassium, calcium, sodium) mais quasiment pas d'oligoéléments ni de vitamines (des traces de B3 et B9).

Peu calorique : boire un café ne fait pas prendre un gramme. Sans sucre, sa valeur nutritive est quasi nulle (de 2 à 5 calories pour 100 g de café noir non sucré, selon que c'est un expresso ou un café soluble ordinaire).

Il contient 0 glucide : sauf si vous rajoutez du sucre dans votre café. Il n'y a donc pas de charge glycémique pour le café.

Le café doit l'essentiel de ses propriétés à la caféine : sa teneur varie en fonction du type de grains, du mode de torréfaction et de la méthode de préparation du café. Connue principalement pour ses effets stimulants, la caféine favorise entre autres le drainage des toxines par l'élimination de l'eau dans les urines. Elle facilite aussi la digestion, en augmentant la sécrétion de la salive et des enzymes digestives. Cela accroît l'excrétion des sels biliaires, qui favorisent la digestion des lipides. D'où l'intérêt de prendre un café à la fin du repas, d'autant plus que l'effet excitant de la caféine diminue le coup de barre après un repas trop copieux et arrosé.

ATTENTION

• Cette boisson a une action bénéfique sur les activités intellectuelles. Mais, à fortes doses, les effets psychostimulants du café ont un effet néfaste : ils rendent nerveux, irritable, tendu, surtout si vous êtes particulièrement sensible à la méthylxanthine, l'un des huit cents composants du café à agir directement sur les nerfs.

• La caféine peut avoir des effets secondaires. L'idéal est de répartir sa consommation au cours de la journée, ne pas prendre plus de cinq tasses (soit environ 400 mg de caféine) par jour et éviter d'en consommer après 17 heures. Pris en fin d'après-midi ou le soir, il peut retarder l'endormissement, augmenter la durée du sommeil léger et diminuer les phases de sommeil profond. Et on sait que lorsqu'on dort peu ou mal, cela peut nous faire grossir !

Enfin, on connaît depuis longtemps le rôle lipolytique de la caféine : 4 heures après en avoir consommé, les dépenses d'énergie sont augmentées (plus de 16 % pendant 2 heures) et la fonte des graisses est accélérée. Cette dernière fait partie d'un coenzyme permettant à l'organisme de mieux se servir de l'énergie issue des aliments ingérés.

En pratique

Comment le choisir ? Le café torréfié, qu'il soit en grains ou moulu, est soumis à une réglementation stricte. Il existe de l'arabica ou du robusta. Le café robusta contient un taux de caféine supérieur à celui du café arabica : 250 mg de caféine par tasse de robusta contre 100 mg de caféine par tasse d'arabica. En moyenne, 150 ml de café contiennent 90 mg de caféine pour un café torréfié et moulu, 63 mg pour un instantané soluble et 3 mg pour un décaféiné. Par comparaison, les mêmes volumes de thé ou de cola en contiennent respectivement 42 et 16 mg.

Comment le conserver ? Gardez votre café moulu dans une boîte hermétique. Moulu ou en grains, le café peut se conserver au congélateur.

Comment le préparer ? Qu'il soit préparé dans une cafetière électrique, à l'italienne ou dans une machine à dosettes, prenez-le sans sucre et sans lait.

Mes recettes faibles en calories

PANNA COTTA AU CAFÉ ET CANNELLE

Pour 2 personnes • Préparation : 20 min

Ingrédients : 150 g de fromage blanc allégé à 0 % mat. gr. • 6 cuillères à soupe de café • 2 cuillères à soupe de sucre de canne roux en poudre • ½ cuillère à café de cannelle en poudre • 1 feuille de gélatine.

Faites ramollir la feuille de gélatine dans un bol d'eau froide pendant 3 minutes, puis laissez gonfler quelques minutes. Retirez la feuille hydratée de l'eau et essorez-la délicatement.

Battez vigoureusement le fromage blanc. Ajoutez-y le sucre, la cannelle et le café. Faites fondre la feuille de gélatine hydratée dans une casserole à feu doux. Ajoutez le mélange à la gélatine (et surtout pas l'inverse).

Versez la préparation dans deux ramequins. Mettez-les au réfrigérateur durant 4 heures avant de servir.

CAFÉ CHERRY

Pour 2 personnes • Préparation : 10 min

Ingrédients : 30 cl de café léger fait dans une cafetière électrique • 1 petit bocal de cerises griottes • 4 cuillères à soupe de fromage blanc allégé 0 % mat. gr.

Passez au mixeur les cerises griottes. Mélangez le fromage blanc avec les cerises.

Dans deux verrines, alternez le café et cette préparation. Décorez le dessus avec une cerise griotte entière. Servez aussitôt.

CAFÉ GLACÉ AU GINGEMBRE

Pour 2 personnes • Préparation : 10 min

Ingrédients : 30 cl de café préparé dans une cafetière électrique • 6 glaçons • 1 petit morceau de gingembre • 15 cl de lait écrémé.

Mixez le café, le lait, les glaçons et des petits morceaux de gingembre dans un blender. Servez frais avec une paille.

LE THÉ VERT : POUR DÉTOXIFIER L'ORGANISME

Le thé vert provient des feuilles du théier (*Camellia sinensis* ou *Thea sinensis*), de la famille des Théacées. Il est obtenu à partir de feuilles jeunes non fermentées, soumises à une dessiccation rapide à chaud, puis séchées. La classification des feuilles de thé vert se fait en fonction de leur variété, de leur granulométrie et de leur taille. Ses vertus amincissantes et ses 2 calories par tasse (pour un thé infusé non sucré) en font une arme fatale pour les kilos superflus !

Les 5 bonnes raisons de boire du thé vert

Ses atouts nutritionnels : les feuilles de thé vert contiennent des minéraux (potassium, calcium, phosphore, magnésium) et des oligoéléments (zinc, cuivre, fer, manganèse).

Un puissant antioxydant : le thé vert contient deux fois plus d'antioxydants que le thé noir. Élevé au rang de potion magique dans la pharmacopée chinoise, le thé vert possède de nombreuses vertus. En plus de lutter contre les radicaux libres et le vieillissement, il contribue à combattre les excès de poids. Il intervient pour lutter contre toutes les formes de surcharges, généralisées ou localisées. Il agit au niveau des cellules adipeuses en favorisant le déstockage des graisses. Les polyphénols qu'il contient, principalement sous la forme de tanins, diminuent l'absorption digestive des glucides et des lipides, complétant ainsi l'activité lipolytique de la caféine, également présente dans le thé.

ATTENTION

Le thé vert peut avoir des interactions négatives avec certains médicaments. Demandez conseil à votre pharmacien. Les tanins que renferme le thé vert peuvent également réduire jusqu'à 70 % l'absorption du fer non héminique (d'origine végétale). Mieux vaut en prendre à distance des repas.

Un excellent draineur : le thé vert stimule le métabolisme afin de faciliter la combustion des graisses. En inhibant une enzyme impliquée dans la thermogenèse (production de chaleur dans l'organisme), le thé vert est un véritable brûle-graisse. Le thé vert fermenté contient une molécule appelée « épigallocatéchine » (EPCG) qui aide à brûler plus de calories (il en contiendrait dix fois plus que le thé noir).

C'est un bon adjuvant des régimes amincissants : riche en polyphénols et caféine, le thé vert facilite la perte de poids en compléments de mesures diététiques. Diurétique, il permet d'évacuer les toxines et il est indiqué pour favoriser l'élimination rénale de l'eau. En plus de ses propriétés diurétiques, il diminue l'assimilation des glucides et des lipides alimentaires et limite le nombre de calories absorbées.

Plus de peps en cas de régime : sa teneur en caféine (appelée aussi « théine ») est bien utile pour combattre les baisses de forme liées au suivi d'un régime. La quantité de caféine varie selon la variété de thé et des méthodes de transformation et de préparation. Comptez 30 mg de caféine pour une tasse de 250 ml de thé vert.

En pratique

Comment le choisir ? En vrac en feuilles, en mousseline ou en sachet. Préférez le thé en feuilles.

Comment le conserver? Dans une boîte hermétique, à l'abri de la chaleur.

Comment le préparer? Pour préparer un bon thé, disposez les feuilles de thé vert (ou la mousseline ou le sachet) au fond de la théière. Versez de l'eau (de source ou minérale) frémissante. Ne le laissez pas trop infuser : 3 minutes suffisent, sinon il sera trop amer. Si vous ne prenez pas de sachet, deux cuillères à café de thé (soit 2,5 g) correspondent à la bonne proportion pour une tasse. **Mon conseil :** pour bénéficier du maximum de ses bienfaits, infusez le thé vert en feuilles au moins 2 minutes à 80 °C. Buvez-le sans lait, ce dernier inhibant l'action des antioxydants.

En complément alimentaire : infusions et gélules de thé vert sont recommandées pour leur action brûle-graisse. Ces compléments alimentaires sont conseillés pour aider l'organisme à brûler des calories, favoriser le processus d'élimination naturelle de l'eau et des toxines qui surchargent le corps. Le compagnon idéal de votre régime amincissant !

BON À SAVOIR

Pour le thé vert japonais Matcha, il suffit de verser 2 g de ce thé au fond de la théière, puis d'ajouter de l'eau bouillie à 90 °C. Ce thé ne s'infuse pas, on le remue tout de suite après l'avoir incorporé.

Mes recettes faibles en calories

TARTARE DE SAUMON AU THÉ VERT

Pour 4 personnes • Préparation : 15 min + 5 h au frais

Ingrédients : 600 g de saumon cru • 1 cuillère à café de poudre de thé vert (qu'on trouve dans les épiceries asiatiques) • 2 cuillères à soupe d'huile d'olive • 2 cuillères à soupe d'aneth finement ciselé • le jus d'un citron • sel • poivre.

Enlevez la peau du saumon et retirez à l'aide d'une pince à épiler les éventuelles arêtes. Coupez-le en petits dés.

Mettez-les dans un grand saladier et arrosez avec le jus du citron. Ajoutez l'aneth. Salez et poivrez. Réservez au frais pendant 4 heures.

Mélangez l'huile d'olive et le thé vert. Fouettez cette sauce avec la préparation du saladier. Réservez à nouveau 1 heure au réfrigérateur. Servez frais.

THÉ VERT À LA MENTHE

Pour 1 personne • Préparation : 10 min

Ingrédients : 2 cuillères à café de thé vert • 10 feuilles de menthe fraîche • 1 cuillère à soupe de sucre en poudre.

Lavez les feuilles de menthe. Mettez le thé vert, les feuilles de menthe et le sucre dans la théière. Faites bouillir de l'eau minérale ou de source et versez-la dans la théière. Laissez infuser 10 minutes.

Versez le thé dans votre tasse en tenant la théière bien haute pour obtenir de la mousse à la surface du thé, gage de qualité.

LE CABILLAUD : LE ROI DES POISSONS MAIGRES

Excellente source de protéines et d'iode, avec une chair très maigre, le cabillaud est le poisson idéal pour la ligne. Vous en trouverez dans les poissonneries mais aussi comme matière première de nombreux plats préparés. Salé et séché, il change de nom et s'appelle la « morue ». Sa chair est savoureuse, vous pouvez en consommer deux fois par semaine.

Les 5 bonnes raisons de manger du cabillaud

Ses atouts nutritionnels : le cabillaud est riche en phosphore (240 mg pour 100 g de cabillaud cuit à la vapeur), en sodium (65 mg pour 100 g) et en magnésium (21 mg pour 100 g). Il possède des vitamines (B12, B3, B6) et des oligoéléments (du fer, du sélénium et surtout de l'iode, qui stimule la glande thyroïde).

Son apport en protéines (18,6 g pour 100 g) : il en fait un aliment de choix dans le cadre d'un régime, car il procure l'apport nutritif nécessaire aux besoins de l'organisme et calme bien l'appétit, en donnant une impression de satiété (ce qui n'est pas toujours le cas avec d'autres poissons). Ses protéines favorisent la combustion du sucre.

Un apport calorique très modeste : 82,7 calories pour une portion de 100 g de cabillaud cuit à la vapeur.

La tendresse de sa chair et son faible taux de tissu conjonctif : ces deux qualités rendent ce poisson facile à digérer. **Mon conseil :** pour profiter de sa saveur sans alourdir votre silhouette, dégustez-le en papillotes arrosées d'un jus de citron.

C'est l'un des poissons les plus faibles en matières grasses : il est aussi dépourvu de glucides (sa valeur glycémique est zéro). Il évite de stocker les calories. Il est réputé pour favoriser la combustion des graisses.

En pratique

Comment le choisir ? Le cabillaud doit être de couleur brillante brun doré, à l'œil vif : un gage de fraîcheur. Si vous l'achetez en filets, vérifiez qu'ils soient fermes, d'aspect brillant et nacré. Ils ne doivent pas changer de couleur en cours de cuisson. Préférez les filets à la chair peu filandreuse et dépourvue d'arêtes.

Comment le conserver ? 48 heures au réfrigérateur. Il ne se congèle pas bien.

Comment le préparer ? Entier, en filets ou en darnes. Cru ou cuit à la vapeur, au four, en papillote ou à la poêle. Sa cuisson doit être courte, sinon sa chair perd de son moelleux et de sa saveur.

LE + MINCEUR

Au vu de ses qualités nutritionnelles, vous pouvez intégrer une portion de 100 g de cabillaud par semaine avec des légumes cuits à la vapeur.

Mes recettes faibles en calories

FILETS DE CABILLAUD EN FEUILLES D'ÉPINARDS

Pour 4 personnes • Préparation : 10 min • Cuisson : 15 min

Ingrédients : 4 filets de cabillaud • 400 g de feuilles d'épinards • 1 citron • sel • poivre.

Lavez les feuilles d'épinards et faites-les blanchir 3 minutes à l'eau bouillante salée. Égouttez-les. Enroulez chaque filet de cabillaud avec plusieurs feuilles d'épinards en quinconce. Salez et poivrez. Faites-les cuire 15 minutes à la vapeur.

Arrosez avec le jus d'un citron à la sortie de cuisson. Dégustez bien chaud avec le reste des épinards.

À noter : la vitamine C contenue dans les épinards facilite l'assimilation du fer apporté par le cabillaud.

TERRINE DE CABILLAUD

Pour 4 personnes • Préparation : 10 min • Cuisson : 45 min

Ingrédients : 600 g de filets de cabillaud • 6 œufs • 20 cl de crème fraîche allégée à 0 % mat. gr. • 1 petite boîte de concentré de tomates • sel • poivre.

Préchauffez le four à 180 °C (thermostat 6). Émiettez le poisson (retirez soigneusement les arêtes éventuelles). Battez les œufs comme pour une omelette.

Mélangez les œufs, le cabillaud, la crème et le concentré de tomates. Salez et poivrez. Versez la préparation dans un plat et mettez le plat dans un autre rempli d'eau. Faites cuire au bain-marie durant 45 minutes à 160 °C (thermostat 5).

CABILLAUD BOUILLI NATURE

Pour 6 personnes • Préparation : 10 min • Cuisson : 15 min

Ingrédients : 6 belles darnes de cabillaud • 6 brins de persil • le jus d'un citron.

Faites cuire le cabillaud dans un court-bouillon durant 15 minutes. Servez dans chaque assiette une tranche additionnée de jus de citron et d'un brin de persil.

LE CACAO NON SUCRÉ : L'INSTANT PLAISIR MINCEUR !

Les fèves du cacaoyer subissent de nombreuses étapes avant de donner l'arôme, le goût et l'aspect des tablettes, morceaux ou poudre de chocolat que nous trouvons dans le commerce. Le chocolat a des atouts santé, à condition d'en manger avec modération. Psychostimulant et excellent pour le moral, il est aussi bon pour notre ligne si on n'en abuse pas ! Un carré de temps en temps, de préférence dans la matinée ou en début d'après-midi.

Les 5 bonnes raisons de manger du cacao

Ses atouts nutritionnels : le cacao contient beaucoup de minéraux (magnésium, potassium, phosphore, calcium). Il est riche en flavonoïdes qui aident le corps à brûler le sucre, ce qui permet de diminuer le stockage des graisses. Notons aussi la présence de théobromine aux effets diurétique et stimulant. Parmi les différentes sortes de cacao commercialisées, le cacao non sucré contient de 8 à 10 % de beurre de cacao.

Riche en magnésium : également énergétique (404 calories en moyenne pour 100 g de cacao non sucré en poudre), il permet de donner un coup de fouet à l'organisme et d'améliorer la concentration intellectuelle. C'est un tonifiant exceptionnel et l'une des meilleures manières de lutter contre la déprime, souvent facteur de prise de poids.

Le chocolat : il ne provoque aucune modification de l'activité hépatique et se digère sans difficulté jusqu'à 50 g par jour. En fait, c'est la vésicule biliaire, et non le foie, qui se manifeste à la suite d'une consommation excessive de chocolat.

Sa richesse en fibres : environ 28 g aux 100 g !

Constipation : contrairement aux idées reçues, le chocolat ne constipe pas. En fait, ce sont davantage les déséquilibres alimentaires et l'abus de sucreries, dont le chocolat, qui peuvent gêner le transit intestinal. Le chocolat noir contient de l'acide stéarique (un acide gras saturé) qui ralentit la digestion et le transit. De même, la présence de tanins tend à diminuer la contractilité des fibres musculaires intestinales. Mais le chocolat contient aussi des fibres qui améliorent le transit. Au final, les deux effets s'annulent !

En pratique

Comment le choisir ? C'est la proportion du cacao qui est essentielle. Choisissez un chocolat noir avec 60 à 70 % de cacao sans le lait ou les sucres ajoutés. Un chocolat de qualité en plaque doit être lisse et casser d'un coup sec. Un chocolat grumeleux et qui a tendance à s'émietter n'est pas d'excellente qualité.

Comment le conserver ? Conservez votre cacao dans une boîte hermétique (car il rancit vite), à l'abri de la chaleur, de l'humidité et de la lumière, dans un endroit frais.

Comment le préparer ? Cru ou cuit, incorporé dans des pâtisseries, entremets et desserts.

BON À SAVOIR

- Pour le foie et les intestins fragiles, optez pour des chocolats dits « de régime ».
- Le chocolat peut entraîner une digestion plus lente. Il vaut mieux en consommer en dehors des repas.

Mes recettes faibles en calories

SAUCISSON EN CHOCOLAT

Pour 1 saucisson • Préparation : 25 min • Repos : 3 h au frais

Ingrédients : 180 g de chocolat noir • 70 g de beurre • 1 œuf • 50 g de sucre glace • 5 biscuits secs.

Faites fondre le chocolat et le beurre dans une casserole en remuant souvent. Retirez du feu, ajoutez le sucre glace, l'œuf et les biscuits écrasés à la fourchette. Versez la préparation sur du papier sulfurisé et formez un boudin. Façonnez bien le saucisson en le roulant serré dans le papier. Réservez 3 heures au réfrigérateur. Retirez le papier et roulez le saucisson dans du sucre glace. Servez-le découpé en fines tranches.

MOUSSE AUX DEUX CHOCOLATS

Pour 6 personnes • Préparation : 40 min • Cuisson : 10 min

Ingrédients : chocolat noir et chocolat blanc (150 g de chaque) • 4 œufs • 3 feuilles de gélatine • 4 cuillères à soupe de cacao en poudre.

Faites tremper les feuilles de gélatine dans un peu d'eau froide. Faites fondre séparément les deux chocolats au bain-marie. Dans chaque casserole, ajoutez une feuille de gélatine que vous aurez auparavant égouttée pour la faire fondre.

Hors du feu, incorporez 2 jaunes d'œufs par casserole. Battez les 4 blancs en neige très fermes, incorporez-les délicatement à parts égales dans chaque préparation avec une cuillère en bois.

Chemisez un moule à cake de papier sulfurisé.
Alternez les deux préparations. Réservez au réfrigérateur durant 4 heures. Démoulez et saupoudrez de cacao. Servez bien frais.

L'HUÎTRE : PEU CALORIQUE ET RICHE EN ZINC

Considéré comme un aliment festif, c'est aussi un fruit de mer peu calorique, riche en protéines de bonne qualité et pauvre en graisses. Des vertus nutritionnelles intéressantes pour vous accompagner dans un régime, avec une texture et un goût inimitables !

Les 5 bonnes raisons de manger des huîtres

Leurs atouts nutritionnels : c'est une excellente source de minéraux (sodium, calcium, potassium, magnésium, phosphore), d'oligoéléments (cuivre, zinc, fer, manganèse, iode) et de vitamines (du groupe B, E, D).

Les apports d'acides gras : c'est aussi une très bonne source en oméga-3.

C'est un aliment peu calorique : 100 g d'huîtres (sans la coquille !) représentent 42 calories.

C'est un aliment nourrissant : riche en protéines (6,36 g pour 100 g), pauvre en graisses (1,5 g de lipides pour 100 g) et moins de 1 g de glucides. Six à neuf huîtres peuvent constituer un repas. Une douzaine d'huîtres apporte autant de protides qu'un steak, mais dix fois moins de graisses. En outre, l'huître possède un pouvoir satiétant élevé (4,8).

Les huîtres renferment un dérivé d'acide aminé : la taurine, qui permet de lutter contre la fatigue et de réduire les effets du stress, en favorisant la fixation du magnésium dans les cellules.

ATTENTION

Vérifiez bien la fraîcheur des huîtres avant de les consommer, car elles peuvent causer des intoxications graves. Versez une goutte de citron dans l'angle de l'huître ouverte : le mollusque doit se rétracter. On ne doit jamais conserver une huître ouverte plus de 3 heures, même au frais, ni porter la coquille à la bouche.

En pratique

Comment les choisir? Plates ou creuses, les huîtres doivent être à l'achat vivantes et gorgées d'eau. Leur coquille doit être intacte et bien fermée. Elles sont fragiles. Prenez quelques précautions. Mangez-les surtout dans les mois en «r» sauf si vous les dégustez sur leur lieu d'exploitation. Mais elles seront laiteuses de mai à août. Il existe des différences de goût selon leur origine. Faites confiance aux huîtres françaises, qui sont contrôlées et immédiatement retirées de la vente en cas de contamination.

Comment les conserver? Ne les ouvrez qu'au moment de les consommer. Bien fraîches, elles se conservent moins de 1 semaine au réfrigérateur en les recouvrant d'un torchon humide (surtout pas dans un sac plastique).

Comment les préparer? Crues ou cuites au four (avec une cuisson très courte). Vous pouvez assaisonner vos huîtres crues avec le jus d'un citron ou du vinaigre additionné d'échalotes ciselées.

BON À SAVOIR

• Méfiez-vous des huîtres triploïdes (rendues stériles en écloserie, sans laitance), commercialisables durant toute l'année et qui constituent près de la moitié de la production française.

• Préférez les huîtres naturelles diploïdes avec le logo « Ostréiculteur traditionnel, huîtres nées en mer ». Forts d'un savoir-faire traditionnel français, les adhérents de cette association sont engagés pour produire et commercialiser des huîtres issues de la reproduction en milieu naturel et non pas en écloserie.

• Vous pouvez aussi faire confiance à la mention Nature & Progrès, la marque de l'association éponyme. Leur cahier des charges « ostréiculture » garantit une huître née et élevée en mer selon des méthodes traditionnelles, sans antibiotique, sans transformation ni traitement chimique, avec un rythme de vie suivant les saisons et où les huîtres triploïdes sont strictement interdites.

HUÎTRES CHAUDES AU PIMENT

Pour 2 personnes • Préparation : 20 min • Cuisson : 18 min

Ingrédients : 18 huîtres creuses • 1 pincée de piment d'Espelette • 15 cl de vin blanc sec • 15 cl de crème fraîche allégée 0 % mat. gr. • 1 jaune d'œuf.

Ouvrez les huîtres et récupérez l'eau. Chauffez l'eau puis versez-y le vin. Laissez réduire de moitié pendant 10 minutes. Retirez du feu et ajoutez la crème fraîche, le jaune d'œuf et le piment. Posez dans un plat qui va au four les neuf coquilles d'huître par assiette et versez la sauce sur chaque huître. Mettez au four 5 à 8 minutes à 180 °C (thermostat 6).

LE JAMBON BLANC

Appelé aussi «jambon cuit» (à différencier du jambon sec, type jambon cru), le jambon blanc est la partie haute et charnue de la cuisse du porc. 100 g de jambon blanc apportent 121 calories avec 5 g de lipides et 18 g de protéines, c'est pourquoi il est souvent intégré dans les régimes hyper-protéinés. En plus, on peut le consommer à n'importe quelle heure de la journée, car il n'a pas besoin de préparation, ni de cuisson.

Les 5 bonnes raisons de manger du jambon blanc

Ses atouts nutritionnels : le jambon blanc contient des minéraux (phosphore, magnésium, potassium, sodium, calcium), des oligoéléments (cuivre, zinc, sélénium, fer) et des vitamines (C, B3, B6, B1).

Son apport calorique est modéré : comptez 121 calories pour 100 g. Peu calorique et peu gras, le jambon blanc se prête à tout régime.

Il rassasie : c'est une excellente source de protéines (près de 18 g pour 100 g).

Toutes les marques ne jouent pas franc jeu : attention à la quantité de sel contenue dans le jambon, très variable. Préférez les tranches de jambon vendues avec la mention «teneur réduite en sel» inscrite sur l'emballage.

Un apport en oméga-3 : les charcuteries ont la réputation d'être grasses et surtout riches en graisses saturées. Le jambon blanc cuit dégraissé ne contient qu'environ 5 % de graisses. Certains jambons présentent de 1,5 à 4 % d'oméga-3. Cela dépend de l'alimentation des cochons !

En pratique

Comment le choisir? Il existe différentes sortes de jambon blanc, du plus ordinaire au haut de gamme, avec ou sans couenne. Tous les jambons ne se valent pas. Attention à certaines marques. Pour colorer le jambon en rose et éviter le développement de la bactérie *Clostridium botulinum*, certains fabricants utilisent des conservateurs : des nitrites de potassium (E 249) et des nitrites de sodium (E 250). Ces additifs sont mauvais pour la santé.

Le jambon « au torchon » est enveloppé dans une toile puis cuit à la vapeur ou dans un bouillon, à distinguer des autres jambons qui sont cuits dans un moule. Le jambon de qualité supérieure est produit à partir d'une viande de porc non congelée, sans ajout de polyphosphates (additif alimentaire correspondant à E 452). Le jambon de Paris est un jambon cuit désossé. Notons aussi le jambon cuit braisé qui est cuit longuement à feu doux dans un récipient fermé. Quant au jambon d'York ou au jambon de Prague (moins connu), ils sont cuits entiers avec leur os, sans être préparés au préalable. On peut le consommer froid ou chaud. **Mon conseil :** préférez-le découenné et dégraissé.

Comment le conserver? Vous pouvez garder votre jambon blanc 2 ou 3 jours dans votre réfrigérateur, plus s'il est sous vide.

Comment le préparer? Cru ou cuit.

Mes recettes faibles en calories

ENDIVES ROULÉES DANS DU JAMBON

Pour 2 personnes • Préparation : 20 min • Cuisson : 1 h

Ingrédients : 2 endives • 2 tranches de jambon blanc • 30 g de gruyère râpé • 20 g de farine • 1 noisette de beurre • 30 cl de lait écrémé • noix de muscade râpée • poivre.

Préchauffez le four à 180 °C (thermostat 6). Nettoyez les endives sous l'eau froide sans les laisser tremper, car elles deviennent plus amères. Enlevez leurs feuilles flétries. Cuisez-les 30 minutes dans l'eau bouillante. Égouttez-les bien pour retirer toute l'eau de cuisson.

Préparez la béchamel : dans une casserole, mettez le beurre et la farine pour faire un roux blanc. Incorporez doucement le lait et battez au fouet sans vous arrêter, jusqu'à ce que la sauce soit onctueuse. Poivrez.

Enroulez les endives dans une tranche de jambon et disposez-les dans un plat qui va au four. Versez dessus la béchamel. Saupoudrez de gruyère râpé et de noix de muscade râpée. Laissez cuire 30 minutes.

ROULÉS DE JAMBON AU FROMAGE ALLÉGÉ

Pour 4 personnes • Préparation : 20 min

Ingrédients : 250 g de fromage frais allégé 0 % mat. gr. • 3 tranches de jambon blanc • 20 tomates cerises.

Étalez les tranches de jambon et tartinez-les du fromage frais. Roulez chaque tranche et découpez-les en rondelles. Réservez au frais.

Au moment de servir, piquez vos roulés avec des petits pics en bois garnis d'une tomate cerise.

L'ŒUF

Pas chers, les œufs sont intéressants pour leur valeur nutritive élevée et leur apport calorique modéré. Leur assimilation est facile et, en plus, ils se prêtent à mille et une recettes.

Les 5 bonnes raisons de manger des œufs

Ses atouts nutritionnels : l'œuf renferme des minéraux (phosphore), des oligoéléments (fer, zinc, sélénium) et des vitamines (A, E, D, B5, B12, B9).

Leur apport énergétique est modéré : comptez environ 80 calories pour un œuf de calibre M (environ 53 g). Le blanc contient moins de calories que le jaune.

Leur richesse en protéines : le blanc d'œuf est plus riche en protéines que le jaune (qui, lui, est plus riche en matières grasses mais contient de la lécithine qui est un bon brûle-graisse). Ce sont des protéines dites « complètes », car elles possèdent des acides aminés essentiels à l'organisme.

L'œuf est bien toléré par l'estomac et l'intestin : sa digestibilité varie selon son mode de cuisson. Un œuf à la coque ou mollet se digère mieux qu'un œuf dur ou au plat.

Un bon coupe-faim : composé à 10,3 % de protéines, le blanc d'œuf cuit a fait ses preuves pour déclencher la sensation de satiété. Il peut réduire votre appétit. De plus, il contient des micronutriments qui nécessitent plusieurs heures de digestion. Selon des études du CNRS et de l'INRA, l'ingestion du blanc d'œuf active la synthèse du sucre dans l'intestin et déclenche une sensation de satiété. À consommer de préférence avant le repas.

BON À SAVOIR

• Attention : certaines personnes peuvent être allergiques à l'œuf.

• Pour s'assurer qu'un œuf est bien frais, plongez-le dans un récipient rempli d'eau. S'il coule, vous pouvez le manger sans crainte. Plus l'œuf est vieux, plus il est léger : réservez-le à une préparation ou consommez-le très cuit. Ne le consommez pas s'il flotte.

En pratique

Comment les choisir? L'œuf est frais quand il a été pondu entre le neuvième et le vingt-huitième jour. Préférez les œufs «extra-frais», pondus il y a moins de 9 jours. L'emballage de ces œufs doit se faire dans les 72 heures après la ponte. La date de ponte et la date limite de 9 jours doivent être mentionnées sur l'emballage.

Comment les conserver? Les œufs se conservent 3 semaines au maximum, à l'abri de la lumière, de l'air et de l'humidité, dans la zone la moins froide du réfrigérateur (à 4 °C au plus), de préférence la pointe vers le bas.

Comment les préparer? Crus dans une préparation de gâteau ou de sauce, cuits à la coque, mollets, au plat, durs, brouillés, dans une omelette.

Mes recettes faibles en calories

ŒUFS BROUILLÉS AUX POIVRONS

Pour 2 personnes • Préparation : 10 min • Cuisson : 10 min

Ingrédients : 1 poivron • 4 œufs • 1 noisette de beurre • 2 cuillères à soupe de lait écrémé • sel • poivre.

Coupez le poivron en deux, retirez les parties blanches et enlevez les pépins. Découpez-le en petits dés.

Fouettez dans un bol les œufs, le lait, les dés de poivron, le sel et le poivre.

Dans une casserole à fond épais, mélangez cette préparation à l'aide d'une spatule en bois. Laissez cuire à feu doux sans cesser de fouetter, jusqu'à ce que le mélange épaississe sans qu'il soit sec. S'il colle trop, retirez la casserole du feu et continuez à mélanger.

ŒUFS COCOTTE ALLÉGÉS

Pour 4 personnes • Préparation : 5 min • Cuisson : 10 min

Ingrédients : 4 œufs • 25 cl de crème fraîche 0 % mat. gr. • estragon • sel • poivre.

Prenez quatre ramequins, cassez un œuf dans chacun d'eux, ajoutez une cuillère à soupe de crème fraîche, salez, poivrez et posez dessus un peu d'estragon. Mettez au four dans un plat au bain-marie pendant 10 minutes.

OMELETTE AU PIMENT

Pour 2 personnes • Préparation : 5 min • Cuisson : 7 à 10 min

Ingrédients : 4 œufs • 1 pincée de piment en poudre • 1 noisette de beurre.

Battez vigoureusement les œufs et incorporez le piment.
Chauffez une poêle avec une noisette de beurre.
Versez dedans la préparation.

Retournez régulièrement l'omelette avec une spatule en bois afin qu'elle soit baveuse. Servez-la onctueuse avant qu'elle ne soit trop cuite.

LE PISSENLIT : UN EXCELLENT DÉPURATIF

Le pissenlit est un bon aliment pour nettoyer l'organisme. Ses bienfaits sont connus depuis l'Antiquité. On peut en consommer notamment en salade ou en soupe.

Les 5 bonnes raisons de manger du pissenlit

Ses atouts nutritionnels : le pissenlit contient des minéraux (potassium, calcium, sodium), des oligoéléments (fer) et des vitamines (provitamine A).

Un apport énergétique modéré : comptez environ 50 calories pour 100 g.

Diurétique et dépuratif : le pissenlit permet de nettoyer l'ensemble de l'organisme en élimant les toxines accumulées dans le corps, en particulier en cas d'excès alimentaires.

Sa richesse en fibres (3,5 g aux 100 g) : le pissenlit agit au niveau digestif, en stimulant notamment les foies paresseux. Il régularise le transit intestinal, il est utile en cas de constipation et de digestion difficile.

Cholérétique et cholagogue : le pissenlit est l'ami du foie. Il améliore les fonctions hépatiques.

ATTENTION

Bien que la plante semble bien tolérée, une consommation excessive peut donner lieu à des problèmes stomacaux, dus aux principes actifs. Le pissenlit est déconseillé aux personnes souffrant d'insuffisance rénale, cardiaque, ou au niveau de la vésicule biliaire.

En pratique

Comment le choisir? Vous en trouverez dans les prairies, les pâturages, les champs humides et au bord des chemins. Ramassez les feuilles au début du printemps pour qu'elles soient plus tendres et moins amères. Le pissenlit vendu en hiver est plus ferme et plus vert que le pissenlit sauvage que vous pouvez trouver au printemps. Dans tous les cas, choisissez les feuilles les plus claires car elles sont plus tendres.

Comment le conserver? Vous pouvez conserver 48 heures vos pissenlits dans le bac à légumes de votre réfrigérateur.

Comment le préparer? Cru en salade, cuit en soupe. Pour diminuer son amertume, vous pouvez le blanchir en le privant de lumière. Vous pouvez notamment le forcer en cave, comme cela se fait avec les endives.

BON À SAVOIR

De la famille des Astéracées (Composées), le pissenlit (*Taraxacum officinale*) est aussi nommé « dent-de-lion », florion d'or ou pissenlit officinal. C'est une plante vivace, rustique, à la racine longue, fusiforme et de la grosseur d'un doigt. Vous le reconnaîtrez à ses feuilles allongées, d'un vert foncé, profondément découpées, se disposant en rosette. Ses fleurs, jaune vif et solitaires, se développent sur un long pédoncule. La floraison a lieu de mai à novembre.

Mes recettes faibles en calories

SALADE DE PISSENLITS, ŒUF POCHÉ ET CROÛTONS

Pour 2 personnes • Préparation : 10 min • Cuisson : 10 min

Ingrédients : 4 œufs • 5 cuillères à soupe de vinaigre d'alcool blanc • 200 g de pissenlits • 1 gousse d'ail • 75 g de croûtons • sel • poivre.

Faites bouillir dans une casserole de l'eau additionnée du vinaigre d'alcool blanc. Cassez individuellement chaque œuf dès que l'eau est bouillante. Formez une sorte de poche pour que le blanc coagulé emprisonne bien le jaune. Laissez-les pocher 3 minutes. Sortez-les avec une écumoire et réservez.

Dans une poêle à revêtement antiadhésif, faites revenir 10 minutes les pissenlits avec l'ail finement haché, salez et poivrez. Sur chaque assiette, déposez les pissenlits avec deux œufs pochés et quelques petits croûtons. À déguster immédiatement pour que les œufs restent bien chauds.

SOUPE DE PISSENLITS

Pour 4 personnes • Préparation : 5 min • Cuisson : 35 min

Ingrédients : 500 g de pissenlits • 2 pommes de terre • 25 g de gruyère râpé • 50 g de croûtons • sel • poivre.

Lavez les pissenlits. Rincez et épluchez les pommes de terre. Coupez-les en quatre. Faites cuire pissenlits et pommes de terre dans une casserole remplie d'eau salée pendant 35 minutes. Retirez du feu.

Mixez le tout dans un blender. Salez, poivrez. Versez la soupe dans chaque assiette en rajoutant de petits croûtons et en saupoudrant de gruyère râpé.

LES POISSONS GRAS : BRÛLEURS DE GRAISSES

Maquereau, thon, saumon, hareng, sardine, anchois, flétan… les poissons gras contiennent de 5 à 12 % de lipides et apportent de 110 à 220 calories aux 100 g. Les poissons sauvages sont moins gras que les poissons d'élevage.

Les 5 bonnes raisons de manger des poissons gras

Leurs atouts nutritionnels : le thon contient des minéraux (phosphore), des oligoéléments (fer) et des vitamines (A, B1, B2, D, B3). Le maquereau, la sardine et l'anchois contiennent des minéraux (phosphore, magnésium, calcium, sodium), des oligoéléments (fer) et des vitamines (du groupe B, A, D). Le hareng est une bonne source de minéraux (phosphore, magnésium, sodium), d'oligoéléments (fer, cuivre) et de vitamines (A, du groupe B, D, E). Le saumon contient des minéraux (sodium, magnésium, phosphore, potassium, calcium), des oligoéléments (fer, manganèse, zinc) et des vitamines (B3, B5, E, D).

Leur apport énergétique : comptez 136 calories pour une portion de 100 g de thon cru, 238 calories pour 100 g de maquereau cuit au four, 109 calories pour 100 g d'anchois, 214 calories pour 100 g de sardine grillée, 142 calories pour 100 g de hareng fumé, 181 calories pour 100 g de saumon cru d'élevage.

Ils aident à mincir : en plus de leurs protéines au fort pouvoir rassasiant et de l'iode qui stimule le métabolisme, leur richesse en oméga-3 (des acides gras polyinsaturés aux vertus incomparables) permet d'avoir une action bénéfique sur nos kilos superflus. Ces acides gras sont mobilisés par le corps et favorisent la

BON À SAVOIR

- Attention : si le thon est consommé cru, vous pouvez avoir une intoxication s'il n'est pas frais.
- Mangez du poisson une ou deux fois par semaine : frais, en conserve...
- Préférez les poissons marinés ou crus qui conservent mieux les éléments nutritifs.
- Si vous achetez des poissons gras surgelés, consommez-les rapidement car ils perdent très vite leur teneur en oméga-3.

fonte des graisses (la lipolyse). Si vous faites un régime, vous pouvez continuer à manger des sushis au thon ou au saumon, en veillant toutefois à bien calculer l'apport en calories.

Les acides gras oméga-3 : les poissons gras constituent une excellente source d'oméga-3, qui empêche le stockage des mauvais lipides. Contrairement aux autres graisses, ils sont facilement brûlés par l'organisme.

Leur valeur glycémique est nulle : ce qui permet d'éviter de stocker les calories !

En pratique

Comment les choisir ?

- **Saumon et thon :** vous pouvez en acheter en filet ou vous faire couper des tranches sur demande. Une bonne odeur et la couleur sont signes de fraîcheur : le filet ou la tranche doivent avoir une couleur nette et homogène, soit rouge foncé pour le thon rouge, plutôt rosée pour le thon blanc, surtout pas noirâtre. La chair doit être bien ferme.
- **Maquereau :** choisissez-le ferme et raide avec une robe brillante et des ouïes rouge foncé. Vous en trouverez aussi en filets.

- **Sardine :** elle est fraîche si son aspect est luisant, sans taches et ferme au toucher.
- **Hareng :** un aspect ferme, des écailles brillantes et des yeux rouges sont des signes de fraîcheur. La meilleure période pour le hareng frais est d'octobre à janvier. Sa teneur en graisses varie selon la saison.
- **Anchois :** un corps brillant, l'œil vif, les extrémités recourbées sont signes de fraîcheur.

Comment les conserver ? Ils se conservent 48 heures au maximum au réfrigérateur. Vous pouvez les congeler 3 mois. Ils se conservent moins longtemps au congélateur que les poissons maigres. On les trouve aussi en conserve.

Comment les préparer ? Crus (en tartare, en carpaccio, mariné au citron) ou cuits en cocotte, à la poêle, grillés, en brochette, au four. Fumés pour le hareng ou le saumon.

Mes recettes faibles en calories

FILETS DE HARENGS FRAIS MARINÉS AUX AGRUMES

Pour 2 personnes • Préparation : 15 min • Macération : 6 h

Ingrédients : 6 filets de harengs frais • 2 citrons • 1 citron vert • 1 pamplemousse rose • sel • poivre.

Disposez les filets de hareng dans un plat. Salez et poivrez. Arrosez avec le jus des deux citrons.

Coupez le pamplemousse rose et le citron vert en deux. Évidez-les à l'aide d'une cuillère à pamplemousse spécifique. Mettez la pulpe de ces deux agrumes sur les filets. Réservez au réfrigérateur pendant 6 heures.

ANCHOIS MARINÉS PIMENTÉS

Pour 4 personnes • Préparation : 30 min • Macération : 24 h

Ingrédients : 600 g de filets d'anchois • 75 cl de vinaigre blanc • 1 citron • 1 gousse d'ail • 1 pincée de piment • huile d'olive • sel • poivre.

Mettez les filets d'anchois dans un plat, les uns à côté des autres. Recouvrez de vinaigre blanc. Laissez une nuit au réfrigérateur.

Le lendemain, passez-les rapidement sous l'eau et essuyez-les avec du papier absorbant. Remettez les anchois dans le plat. Ajoutez de l'ail haché finement, le jus d'un citron ; mettez une pincée de piment, salez et poivrez. Couvrez d'huile d'olive et laissez macérer 12 heures. Idéal en apéritif.

THON MARINÉ AU PAMPLEMOUSSE

Pour 2 personnes • Préparation : 10 min • Macération : 2 h

Ingrédients : 150 g de thon rouge • 1 pamplemousse rose • 2 citrons verts • sel • poivre.

Sortez le thon du réfrigérateur 1 heure avant de commencer la recette. Coupez-le en fines lamelles. Disposez-les dans un plat. Râpez le zeste des citrons et pressez leur jus. Arrosez le thon avec le jus de citron. Parsemez le zeste sur le poisson. Salez et poivrez.

Laissez mariner 2 heures au frais. Découpez la chair du pamplemousse avec une cuillère spécifique et déposez les morceaux sur le plat autour du thon. Servez.

À noter : cette marinade est riche en vitamine C grâce aux agrumes, ce qui permet une meilleure assimilation du fer contenu dans le thon.

LE SON D'AVOINE : UN RÉGULATEUR D'APPÉTIT

Le son d'avoine provient de l'enveloppe extérieure du grain d'avoine. En fait, c'est ce qui reste de la céréale une fois que celle-ci a été transformée en farine. Courant dans les rayons des grandes surfaces, il est devenu un ingrédient phare dans le cadre d'un régime minceur. Ses bienfaits sont reconnus pour limiter le grignotage et affiner la silhouette.

Les 5 bonnes raisons de manger du son d'avoine

Ses atouts nutritionnels : le son d'avoine contient des minéraux (magnésium, phosphore), des oligoéléments (fer, manganèse) et de la vitamine (E).

C'est une bonne source de protéines : plus de 13 g pour 100 g.

Une ou deux cuillères à soupe par jour suffisent : car son apport calorique est important (279 calories pour 100 g). Mais son index glycémique (15) est faible. La dose maximale recommandée est de trois cuillères à soupe. **Mon conseil :** au début, commencez par une cuillère à café de son d'avoine car il n'est pas toujours bien toléré au niveau du tube digestif. Augmentez progressivement la dose à une puis deux cuillères à soupe.

Un excellent coupe-faim : lorsqu'il est consommé au cours d'un repas, le son d'avoine peut absorber de vingt à trente fois son volume d'eau. De fait, il a tendance à gonfler dans l'estomac. Cette faculté d'absorption associée aux propriétés rassasiantes des fibres solubles permet d'obtenir un sentiment de satiété en fin de repas.

ATTENTION

N'en prenez pas si vous faites une intolérance au gluten. Le son d'avoine peut être mal toléré chez les personnes qui ont le tube digestif et le côlon fragiles.

Riche en fibres : notamment des fibres solubles (pectines), ce qui lui permet de régulariser le transit intestinal. En absorbant l'eau et grâce à ses fibres, le son d'avoine peut absorber les graisses et sucres de votre alimentation, qu'il va évacuer ensuite par les selles, sans que leurs calories viennent se stocker dans votre organisme. En résumé, il permet d'alléger le contenu des repas, cela diminue la teneur glycémique des aliments ingérés. C'est pourquoi il est proposé dans le cadre d'un régime par certains médecins nutritionnistes. Complétez cet apport de fibres avec des fruits et légumes.

En pratique

Comment le choisir? Sur 100 kg d'avoine, on obtient 75 kg de farine et 25 kg de son d'avoine. Vous trouverez facilement dans le commerce du son d'avoine en sachets de 250 g à 1 kg. Le son d'avoine se trouve sous forme de paillettes, ressemblant à des flocons d'avoine hachés très finement. Vous en trouverez dans les boutiques bio, dans les rayons diététiques des supermarchés ou sur Internet.

Comment le conserver? Conservez-le dans un endroit frais et sec, à l'abri de la lumière.

Comment le préparer? Le son d'avoine s'utilise dans les préparations salées, sucrées ou nature. Vous pouvez le saupoudrer sur une salade ou le mélanger à un yaourt, une compote, ou encore l'ajouter à la préparation d'une pâte à crêpe, à pizza, d'un gâteau ou d'un pain. Vous pouvez également vous en servir pour la préparation de galettes végétales. Il remplace la farine dans certaines recettes. Certains l'associent à du son de blé qui favorise également la digestion. **Mon conseil :** comme c'est l'enveloppe extérieure du grain d'avoine, elle est plus exposée aux traitements chimiques. Préférez le son d'avoine d'origine biologique (label AB) au son d'avoine conventionnel.

Mes recettes faibles en calories

GALETTES AU SON D'AVOINE

Pour 2 personnes • Préparation : 5 min • Cuisson : 8 min

Ingrédients : 4 cuillères à soupe de fromage blanc 0 % mat. gr. • 4 cuillères à soupe de son d'avoine • 2 œufs.

Mélangez le fromage blanc avec le son d'avoine et les 2 jaunes d'œufs. Battez les blancs en neige et incorporez-les doucement à la préparation.

Formez des petites galettes et faites-les cuire à feu doux à la poêle durant 4 minutes de chaque côté.

POIVRONS FARCIS AU VEAU ET AU SON D'AVOINE

Pour 4 personnes • Préparation : 15 min • Cuisson : 50 min

Ingrédients : 4 poivrons rouges • 4 cuillères à soupe de son d'avoine • 4 cuillères à soupe de yaourt 0 % mat. gr. • 1 gousse d'ail • 400 g de veau haché • 2 œufs • sel • poivre.

Préchauffez le four à 180 °C (thermostat 6). Lavez les poivrons, coupez-les en deux, épépinez-les. Hachez l'ail finement. Mélangez le veau haché avec l'ail haché, le son d'avoine, les œufs et le yaourt. Salez et poivrez.

Faites revenir ce mélange 10 minutes à feu doux dans une poêle antiadhésive. Garnissez chaque moitié de poivron avec cette farce et reconstituez-les par paires. Posez-les sur un plat qui va au four et faites cuire 40 minutes.

CRUMBLE TOMATE/COURGETTE AU SON D'AVOINE

Pour 3 personnes • Préparation : 10 min • Cuisson : 40 min

Ingrédients : 3 cuillères à soupe de son d'avoine • 1 jaune d'œuf • 2 tomates • 1 courgette • ½ gousse d'ail • 1 carré de fromage frais à 0 % mat. gr. • sel • poivre.

Préchauffez le four à 180 °C (thermostat 6). Lavez les tomates et la courgette et coupez-les en rondelles. Hachez l'ail finement. Faites revenir dans une poêle antiadhésive les tomates, la courgette et l'ail. Salez et poivrez. Retirez du feu et mélangez cette préparation avec le fromage.

Versez le tout dans un plat qui va au four et saupoudrez avec le son d'avoine préalablement mélangé avec le jaune d'œuf. Mettez au four durant 35 minutes.

LE QUINOA : L'EFFET SATIÉTÉ GARANTI !

Considéré comme une pseudocéréale, le quinoa, bien connu des populations sud-américaines, est de plus en plus à la mode chez nous et a devant lui un avenir prometteur. Très digeste, cet aliment est complet.

Les 5 bonnes raisons de manger du quinoa

Ses atouts nutritionnels : le quinoa contient des minéraux (magnésium, calcium, phosphore, potassium), des oligoéléments (zinc, fer, manganèse, cuivre) et des vitamines (C, E, du groupe B). Comparé avec le blé, le quinoa contient une fois et demie plus de calcium et trois fois plus de fer, et le double en zinc.

Des protéines à haute teneur biologique : la qualité des protéines est excellente par ses taux en acides aminés dont la lysine et la thiamine. Il peut donc remplacer avantageusement la viande ou les graines oléagineuses. Le quinoa convient bien aux végétariens.

Riche en fibres alimentaires (sa teneur varie de 2 à 4 %) : le quinoa facilite la digestion, stimule les transits paresseux, ce qui permet d'apporter une sensation de satiété. Il est très digeste.

Il ne contient pas de gluten : c'est donc un aliment intéressant pour les personnes qui ont une intolérance au gluten.

Glycémie : son index glycémique est très bas.

En pratique

Comment le choisir ? En grains entiers, sous forme de flocons, réduit en farine ou soufflé. Il existe des pâtes semi-complètes à base de quinoa.

Comment le conserver ? Les grains et les flocons se gardent un an s'ils sont sous vide et stockés dans un endroit sec, à l'abri de la lumière. La farine se conserve dans une boîte hermétique.

Comment le préparer ? Dans un taboulé, une soupe, une salade, une omelette. Il peut être utilisé dans les plats utilisant habituellement des céréales ou du riz, les garnitures, les potages, les pâtisseries, les pains. Il accompagne bien un plat de poisson, de volaille ou de viande blanche. Il peut être consommé seul ou associé à une légumineuse, d'autres céréales ou des légumes.

En complément alimentaire : il existe des compléments alimentaires à base de quinoa, sous forme de gélules, indiquées pour le bon fonctionnement du système immunitaire. Certains laboratoires recommandent le quinoa pour les cheveux fragilisés afin de les revitaliser.

BON À SAVOIR

Le quinoa ne colle pas à la casserole quand on le fait cuire : comme pour le riz blanc, utilisez deux bols d'eau froide pour un bol de grains. Portez à ébullition et faites cuire à feu doux pendant une quinzaine de minutes.

Mes recettes faibles en calories

QUINOA À L'INDIENNE

Pour 2 personnes • Préparation : 10 min • Cuisson : 20 min

Ingrédients : 175 g de quinoa • gingembre frais • 1 cuillère à café d'huile d'olive • 1 pincée de cardamome • 1 pincée de coriandre • 2 échalotes.

Lavez le quinoa à l'eau courante dans une passoire et laissez-le égoutter. Hachez finement les échalotes et râpez le gingembre.

Faites revenir dans une poêle, avec un peu d'huile d'olive, les échalotes hachées et le gingembre. Rajoutez le quinoa, la cardamome, la coriandre et un peu d'eau. Faites mijoter 15 minutes. Servez chaud.

SALADE DE QUINOA À LA POMME

Pour 2 personnes • Préparation : 10 min • Cuisson : 10 min

Ingrédients : 150 g de quinoa • 3 petits oignons blancs • 20 g de raisins secs de Corinthe • 1 cuillère à soupe d'huile d'olive • 1 cuillère à soupe de vinaigre balsamique • 1 pomme • sel • poivre.

Faites tremper le quinoa durant toute la nuit. Égouttez-le bien dans un tamis ou une passoire. Faites-le cuire à la vapeur pendant 10 minutes. Laissez refroidir.

Épluchez les oignons et la pomme. Mélangez avec le quinoa la pomme coupée en rondelles et les oignons coupés en petits morceaux. Ajoutez les raisins secs, l'huile d'olive et le vinaigre balsamique. Salez et poivrez.

LA SPIRULINE : UN CONCENTRÉ DE NUTRIMENTS

La spiruline est une « algue bleue » microscopique d'eau douce de la famille des Cyanophycées. Comestible, nutritive et très digeste, c'est une algue très complète, avec une valeur nutritionnelle très élevée, qui présente un grand intérêt alimentaire. C'est un bon adjuvant des régimes amincissants.

Les 5 bonnes raisons de manger de la spiruline

Ses atouts nutritionnels : c'est une excellente source en minéraux (calcium, magnésium, phosphore), en oligo-éléments (fer, zinc, cuivre) et en vitamines (E, provitamine A). Sa teneur en bêta-carotène est trente fois supérieure à celle de la carotte.

Sa richesse en fer : elle contribue à réduire la fatigue (engendrant souvent une prise de poids). À poids égal, le taux de fer de la spiruline est dix fois plus important que dans les épinards et cinq fois plus que dans le persil.

Sa richesse en protéines (60 à 70 %) : ces protéines renferment des taux élevés en acides aminés essentiels. La spiruline est deux fois plus riche en protéines que la levure de bière et trois fois plus que le poisson ou une viande maigre. 5 g de spiruline ajoutés à votre alimentation apportent 3 g environ de protéines. Pour potentialiser l'effet de la spiruline, il faut lui ajouter des céréales : millet, riz…

Son taux de glucides : il est de 18 % au lieu de 60 % pour les autres algues marines.

Un effet coupe-faim : elle calme la sensation de faim, régule l'appétit et assainie la flore intestinale. Elle est utile notamment pour éviter les carences lors d'un régime.

En pratique

Comment la choisir? Vous trouverez de la spiruline séchée, sous forme de poudre ou de paillettes. Assurez-vous de la bonne qualité de la spiruline et vérifiez son lieu de production (normalement indiqué sur l'emballage), car cette algue a tendance à absorber les polluants et métaux lourds.

Comment la conserver? Une fois votre paquet de spiruline ouvert, conservez-le au sec, à l'abri de la chaleur et de la lumière.

Comment la préparer? Crue ou cuite (mais dans ce cas-là elle préserve moins ses qualités nutritives). Vous pouvez aussi la consommer avec un verre d'eau, un jus de fruits ou de légumes.

En complément alimentaire : il existe des compléments alimentaires à base de spiruline (gélules, comprimés) conseillés en cas de baisse de tonus et de vitalité, notamment en période de fatigue passagère.

ATTENTION

Évitez d'en consommer si vous êtes enceinte, si vous allaitez et pour les personnes qui ont de la goutte. Elle est bien sûr contre-indiquée aux personnes allergiques aux algues.

BON À SAVOIR

• La spiruline est en réalité une cyanobactérie, c'est-à-dire une bactérie capable, comme une algue, de réaliser la photosynthèse dans l'eau. C'est l'un des êtres vivants les plus vieux existants encore à l'heure actuelle. Elle a contribué par la photosynthèse à l'apparition des plantes terrestres et des animaux. Privilégiant les eaux saumâtres et chaudes, elle vit dans certains lacs en eaux alcalines riches en bicarbonate de sodium.

• Les deux principales espèces sont *Spirulina platensis* et *Spirulina maxima*. Cette dernière espèce que l'on trouve dans les lacs de Texcoco au Mexique fut très employée par les Aztèques sous forme de préparation appelée « Tecuitlatl ». *Spirulina platensis* est employée en Afrique, autour du lac Tchad où elle abonde et entre dans la composition du « Dihé », vendu en pavés de couleur vert bleuâtre.

Ma recette faible en calories

RECETTE INSPIRÉE DU « DIHÉ »

Pour 2 personnes • Préparation : 10 min • Cuisson : 40 min

Ingrédients : 1 bol de millet • 2 oignons • 1 gousse d'ail • baies roses • 1 pincée de piment • 1 cuillère à soupe de spiruline • sel • poivre.

Faites bouillir le millet en comptant deux fois et demie son volume d'eau et laissez cuire pendant 30 minutes. Dans une poêle à revêtement antiadhésif, faites revenir les oignons et l'ail hachés grossièrement. Salez, poivrez et ajoutez les baies roses concassées et le piment.

Lorsque le mélange est chaud, ajoutez la spiruline dissoute dans un peu d'eau. Versez sur le millet. Servez chaud.

LES VIANDES BLANCHES : DES ALLIÉES MINCEUR INCONTOURNABLES

Les viandes blanches sont les championnes d'un régime minceur, à condition de ne pas être accompagnées de sauces, type mayonnaise. Elles offrent de multiples qualités nutritionnelles, indiquées pour éviter les kilos superflus. Par exemple, le poulet est l'une des viandes les moins caloriques, à condition de le consommer sans la peau.

5 bonnes raisons de manger des viandes blanches

Leurs atouts nutritionnels : on a soutenu, ces dernières décennies, qu'il fallait manger peu de viandes, en raison de leur grande teneur en graisses. Actuellement, les nutritionnistes conseillent les viandes blanches. Peu caloriques, elles renferment des protéines essentielles, des acides aminés, du fer héminique (la forme la mieux assimilée par notre organisme) et des vitamines (surtout du groupe B). Elles aident à éliminer des graisses et permettent d'entretenir votre capital musculaire.

Le veau est riche en vitamines (B3, B12, B6) : il l'est aussi en oligoéléments (fer, zinc, sélénium). Choisissez bien vos morceaux, les côtes de veau sont six fois plus grasses que la noix de veau. L'épaule rôtie ou les pieds de veau sont plus caloriques qu'une escalope ou le jarret.

Les volailles :

- **Le canard** contient des minéraux (potassium, sodium, phosphore, magnésium), des oligoéléments (fer, zinc) et des vitamines (du groupe B, surtout B3).

- **La dinde et la pintade** sont les championnes toutes catégories de l'alimentation minceur. En effet, elles sont les moins énergétiques (161 calories pour 100 g de dinde rôtie) et les plus maigres (1,74 g de lipides pour 100 g de dinde rôtie). La dinde et l'oie sont synonymes de repas de fêtes. Vous pouvez consommer régulièrement de la dinde car sa richesse en protéines de qualité et en acides aminés indispensables, son important apport en oligoéléments (fer, zinc), en minéraux (potassium, magnésium, sodium, phosphore, calcium) et en vitamines (du groupe B), en font une viande digeste, excellente pour les personnes qui font un régime hypocalorique. Quant à la pintade (avec 23 g de protéines pour 100 g), elle contient, comme la dinde, une bonne proportion d'acides gras polyinsaturés.
- **Les escalopes de poulet** sans peau sont recommandées car elles sont pauvres en calories (121 calories pour 100 g) et en lipides (1,76 g pour 100 g).

Le lapin : classé dans le commerce avec les volailles, il est pauvre en graisses (9,2 g de lipides aux 100 g) et en calories (165 calories pour 100 g) ; il apporte du fer (2,27 mg pour 100 g). Riche en protéines (20,5 g pour 100 g), il apporte une sensation de satiété.

Le porc : si vous mangez les morceaux maigres grillés ou rôtis, c'est une viande blanche maigre. Mais transformé en charcuterie (saucisse, saucisson...), le porc devient une viande grasse, riche en sodium et contre-indiqué pour votre ligne ! Le porc est riche en minéraux (potassium, phosphore). Le filet mignon cru est moins calorique (122 calories pour 100 g) que la côte de porc crue (174 calories pour 100 g).

En pratique

Comment les choisir? Soyez très vigilant sur la fraîcheur. N'achetez pas de volailles qui dégagent une légère odeur, qui collent au doigt ou qui ont une couleur un peu irisée. La viande de veau doit être blanc rosé avec des reflets nacrés chez les veaux nourris au lait.

Comment les conserver? Vous pouvez conserver deux ou 3 jours vos viandes blanches dans le réfrigérateur. Le porc se conserve 48 heures au réfrigérateur.

Comment les préparer? Préférez les viandes rôties, cuites au four ou à la vapeur, poêlées ou grillées, car elles ont une déperdition en nutriments inférieure à celle des viandes braisées ou cuites. Quant aux morceaux de volaille, sachez que si vous surveillez votre poids, la viande de l'aile, du pilon ou de la cuisse renferme davantage de matières grasses et de calories que le blanc pris au-dessus de la carcasse. Si vous désirez garder le jus (source de vitamine B), dégraissez-le avant de servir.

ASTUCE

Pour qu'une volaille soit bien cuite, utilisez une sonde qui doit indiquer une température entre 80 et 85 °C. Insérez-la dans la partie grasse de l'intérieur de la cuisse. Si vous n'avez pas de sonde, piquez une fourchette au même endroit, vous devez obtenir un jus clair et l'articulation doit se détacher facilement.

Mes recettes faibles en calories

RÔTI DE PORC

Pour 3 personnes • Préparation : 5 min • Cuisson : 40 min

Ingrédients : 600 g d'un rôti de porc • 1 gousse d'ail • romarin • laurier • thym • 1 oignon • sel • poivre.

Préchauffez le four à 210 °C (thermostat 7). Mettez le porc dans un plat qui va au four. Faites des petites encoches sur le rôti et mettez des gousses d'ail épluchées et découpées. Salez et poivrez. Ajoutez romarin, thym, laurier et un oignon épluché et découpé en 4 morceaux. Inutile de mettre une graisse quelconque, la viande est grasse d'elle-même.

Faites cuire 40 minutes. Vous pouvez l'accompagner d'épinards, de haricots verts ou de lentilles.

POULET FAÇON BLANQUETTE DE VEAU

Pour 4 personnes • Préparation : 10 min • Macération : 1 h 15

Ingrédients : 1 poulet de 1 kg • 1 verre de vin blanc sec • 2 oignons • 1 carotte • thym • romarin • laurier • 150 g de champignons de Paris • sel • poivre.

Faites cuire dans une cocotte en fonte le poulet coupé en morceaux avec 1 litre d'eau, le vin blanc, la carotte (épluchée et débitée en rondelles), les oignons (épluchés et coupés en morceaux), le bouquet garni. Salez et poivrez.

Rajoutez les champignons 15 minutes avant la fin de la cuisson. Servez bien chaud.

LE VINAIGRE : BON POUR LA DIGESTION

Bon marché, 100 % naturel et facile à trouver, le vinaigre a des vertus incomparables. Il est notamment utile pour réguler le transit et favoriser la digestion.

Les 5 bonnes raisons de se servir de vinaigre

Ses atouts nutritionnels : le vinaigre renferme des minéraux (potassium, magnésium, phosphore, calcium, sodium) et des oligoéléments (fer, cuivre). Il contient surtout de l'acide acétique qui ralentit le passage de la nourriture de l'estomac au petit intestin et favorise une combustion plus rapide des graisses. C'est en raison de son acidité que le vinaigre a la réputation d'être un aliment brûle-graisse.

Son apport calorique est différent selon le vinaigre : environ 22 calories pour un vinaigre de vin rouge classique, 14 calories environ pour un vinaigre de cidre et 102 calories pour le vinaigre balsamique. Ce qui est assez peu, puisqu'il n'est pas utilisé en grandes quantités : 1 g de vinaigre balsamique équivaut à 1 calorie !

Régulation de la glycémie : le vinaigre contribue à équilibrer le taux de sucre dans le sang (glycémie), en ralentissant la digestion et en freinant l'arrivée des sucres. Une cuillère à café de vinaigre peut réduire de 25 à 30 % le taux de sucre sanguin après un repas.

Un effet coupe-faim : un aliment trempé dans du vinaigre donne une sensation de satiété. Le vinaigre de cidre est riche en fibres, surtout de la pectine, qui augmente ce sentiment de satiété, ce qui fait diminuer les kilos superflus car on ressent moins l'envie de manger.

Diurétique : le vinaigre de cidre a des propriétés diurétiques qui favorisent le drainage du corps. Il régule le transit et est indiqué pour soulager certains troubles digestifs, en particulier les flatulences, les ballonnements et la constipation. Il est intéressant en cas d'intoxication alimentaire car il aide à détruire les bactéries responsables situées dans le système digestif. En Chine, le vinaigre d'alcool de riz est traditionnellement utilisé pour compenser les effets d'une consommation excessive de graisses.

ATTENTION

En raison d'un pH très acide, il peut être à l'origine de brûlures d'estomac. Il est contre-indiqué en cas d'affections gastriques : ulcère, gastrique et reflux gastro-œsophagien.

En pratique

Comment le choisir? Quel que soit le cidre, vérifiez sa composition, son mode de préparation et son lieu de production.

- **Le vinaigre de vin** est élaboré à partir du vin. Préférez ceux élevés en fût en chêne.
- **Le vinaigre de cidre** est obtenu par la fermentation de la pomme. Préférez-le bio (label AB) car il ne subit pas de filtrage, ni de chauffage, ce qui permet au vinaigre de conserver toutes les propriétés minceur qu'il a à l'état naturel.
- **Le vinaigre balsamique** est obtenu par fermentation du moût de raisin. C'est pourquoi il présente une acidité bien moindre et une saveur aigre-douce. Le moût que l'on emploie pour produire le vinaigre classique est cuit après filtration, ce qui permet d'éviter sa transformation en vin et concentre ses sucres. Puis il est placé dans des tonneaux en bois pendant quelques années. Il en existe différentes qualités.

Comment le conserver? Conservez votre vinaigre dans un endroit frais et sec, à l'abri de la chaleur et de la lumière.

Comment le préparer? Pour vos sauces ou pour aromatiser un plat, une salade, préparer des œufs ou du poisson pochés, pour relever une ratatouille ou rehausser le goût d'un plat fade, pour faciliter la digestion des lentilles, pour fabriquer des conserves d'oignons ou de cornichons, etc. **Mon conseil :** quelques gouttes de vinaigre rendent les aliments plus digestes comme les haricots, les gibiers, les poissons frits. Le vinaigre est aussi indiqué pour atténuer la saveur laiteuse des huîtres consommées de mai à août (en dehors des mois en « r »).

En complément alimentaire : il existe des gélules de vinaigre de cidre, ce qui permet de s'épargner le goût acide du vinaigre liquide. Elles sont indiquées pour faciliter la digestion et le transit. La posologie recommandée est deux gélules avec de l'eau au moment du repas.

BON À SAVOIR

Pour qu'il y ait fermentation acétique et donc transformation de l'alcool en vinaigre, il est essentiel que le liquide de base soit alcoolisé et contienne des acétobacters, des micro-organismes responsables de cette fermentation acétique.

Recettes de grand-mère

AIGREURS OU BRÛLURES D'ESTOMAC
Prenez 30 minutes avant le repas 1 cuillère à café de vinaigre de cidre dilué dans un grand verre d'eau, à boire par petites gorgées. Sucrez éventuellement avec 1 cuillère à café de miel liquide, type miel d'acacia.

BALLONNEMENT OU FLATULENCE
Même recette mais à prendre après le repas.

CONSTIPATION
Buvez 2 cuillères à café de vinaigre de cidre, diluées dans un grand verre d'eau, par petites gorgées.

POUR CALMER LA FAIM AVANT UN REPAS
Buvez 30 minutes avant le repas 1 cuillère à café de vinaigre de cidre diluée dans un grand verre d'eau tiède. Pour améliorer le goût vous pouvez remplacer l'eau par un jus de légumes.

Ma recette faible en calories

MAGRET DE CANARD AU VINAIGRE BALSAMIQUE

Pour 3 personnes • Préparation : 15 min • Cuisson : 25 min

Ingrédients : 3 magrets de canard • 5 échalotes • 10 cl de vinaigre balsamique • sel • poivre.

Retirez l'excès de gras sur les magrets de canard. Déposez les magrets côté peau dans une poêle à revêtement adhésif. Laissez cuire 10 minutes. Salez et poivrez. Retirez la graisse et remettez les magrets de canard côté chair et laissez cuire 10 minutes supplémentaires. Réservez.

Dans la même poêle, faites revenir 5 minutes les échalotes hachées avec le vinaigre balsamique. Versez cette sauce sur les magrets. Servez bien chaud.

LE TOFU : UN BRÛLE-GRAISSE TRÈS À LA MODE

Réputé dans la cuisine asiatique, le tofu est devenu en France très en vogue ces dernières années. Fabriqué à partir de graines de soja, le tofu est recommandé par les nutritionnistes dans le cadre d'un régime minceur. C'est une excellente alternative pour réduire votre consommation de viande.

Les 5 bonnes raisons de manger du tofu

Ses atouts nutritionnels : très riche en protéines (11,5 mg pour 100 g) et en acides gras insaturés, le tofu est également une excellente source en minéraux (surtout du potassium : 170 mg pour 100 g; du phosphore : 158 mg pour 100 g; du sodium : 139 mg pour 100 g; du magnésium : 134 mg pour 100 g ; et du calcium avec 80 mg pour 100 g), en oligoéléments (fer, cuivre, zinc, manganèse) et en vitamines (B9, provitamine A).

Son apport énergétique : 125 calories pour 100 g.

Léger mais très rassasiant : des études américaines ont montré que le tofu consommé avant le repas réduit la sensation d'appétit. Lentement assimilé par l'organisme, il contribue au bon fonctionnement du tube digestif et réduit considérablement la sensation de faim jusqu'au prochain repas.

Dans le cadre d'un régime hyper-protéiné : le tofu, riche en protéines, remplace parfaitement un poisson ou une viande maigre. Idéal notamment pour les végétariens qui veulent perdre des kilos superflus.

Son action sur les féculents : il diminue la valeur en calories de féculents, comme les pommes de terre, souvent riches en sucres rapides.

En pratique

Comment le choisir? Ferme, moelleux ou soyeux, vous en trouverez dans le rayon frais d'une boutique bio ou de votre supermarché, dans les épiceries asiatiques, généralement conditionné sous vide. Le tofu soyeux se déguste plutôt en sauce.

Comment le conserver? Vous pouvez le conserver 3 jours au réfrigérateur. S'il est entamé, mettez-le dans une boîte hermétique et couvrez-le d'eau. En changeant l'eau tous les jours, vous pourrez le garder 1 semaine.

Comment le préparer? Nature (mais attendez-vous à quelque chose de fade; il vaut mieux l'assaisonner), râpé, en purée, intégré dans une omelette, une galette de pomme de terre, un potage, la pâte d'un pain. On peut le faire frire ou mariner. Il permet également de réaliser des desserts.

ATTENTION

Certaines personnes allergiques au soja ne peuvent pas consommer de tofu.

Mes recettes faibles en calories

COURGETTES FARCIES AU TOFU

Pour 2 personnes • Préparation : 20 min • Cuisson : 1 h

Ingrédients : 2 courgettes • 1 gousse d'ail • 1 oignon • 1 cuillère à soupe d'huile d'olive • thym • romarin • laurier • 50 g de quinoa • 100 g de tofu frais • sel • poivre.

Préchauffez le four à 180 °C (thermostat 6). Lavez les courgettes et coupez-les dans le sens de la longueur. Évidez-les avec une cuillère aux bords dentelés. Épluchez et mixez l'ail et l'oignon ensemble. Faites chauffer l'huile d'olive dans une poêle et faites mijoter 15 minutes, en remuant régulièrement, la mixture ail/oignon avec l'intérieur des courgettes, le thym, le romarin, le laurier. Salez et poivrez.

Rincez et égouttez le quinoa. Mettez le quinoa dans une casserole avec deux fois son volume d'eau froide. Portez à ébullition et laissez cuire à feu doux durant 10 minutes. Versez ensuite le quinoa et le tofu dans la poêle pendant 5 minutes.

Mettez les quatre moitiés de courgettes vides dans un plat allant au four et versez la préparation de la poêle dans chaque moitié. Faites cuire pendant 30 à 40 minutes. Servez chaud.

SALADE DE TOFU

Pour 4 personnes • Préparation : 10 min

Ingrédients : 1 petite brique de tofu ferme coupée en petits dés • 1 cuillère à café de curcuma • 1 cuillère à soupe de coriandre ciselée • 1 cuillère à soupe de persil haché menu • 1 cuillère à soupe de basilic haché finement • le jus d'un citron • 1 cuillère à soupe d'huile d'olive • sel • poivre.

Mélangez le tout dans un saladier et réservez au réfrigérateur durant 1 heure, en remuant de temps en temps. À déguster avec des tranches de pain de seigle.

ANNEXES

MES CONSEILS MINCEUR

Il vaut mieux dormir 1 heure de plus plutôt que de suivre un régime. Envie de changer de corps sans se priver de tout? C'est donc possible si vous dormez plus. Selon les études, les 18-55 ans dormant 6 heures par nuit prennent plus de poids que ceux qui dorment 7 à 8 heures. La raison est physiologique : le manque de sommeil réduit la sécrétion de leptine, hormone qui inhibe l'appétit et brûle les calories. Une bonne raison pour passer enfin des heures sous la couette !

Quinze minutes : c'est le temps qu'il faut à notre organisme pour être rassasié. La prochaine fois, on fera une pause pour éviter de le gaver et donc de somnoler de fatigue !

On peut essayer de réguler naturellement son poids
Souvent, les fonctions naturelles d'élimination des déchets et toxines sont insuffisantes et ne parviennent plus à remplir leur mission. Résultat : rétention d'eau, peau d'orange, transit paresseux... Intervenez sur ces fonctions en vous aidant de compléments alimentaires à base de plantes et en privilégiant les eaux reconnues pour leurs qualités diurétiques.

Coupe-faim, mange-graisses, diurétiques, reminéralisantes, drainantes... les plantes minceur sont des alliées de choc pour vous aider à éliminer vos kilos superflus tout en conservant tonus et vitalité. À prendre en cure en solo ou en cocktail. Mes coups de cœur : le bouleau blanc, le guarana, l'orthosiphon, la piloselle, la prêle, la reine-des-prés, la vigne rouge (l'antigonflette), le chiendent, le frêne...

La mastication sert aussi à mieux réguler notre poids
Pour être mince, il faut manger des aliments de grande qualité nutritive, mais en petite quantité. Quand on mastique

bien des aliments riches en nutriments, on donne au cerveau la possibilité de nous couper l'appétit au niveau de la bouche, ce qui est le premier signe de satiété, le second étant donné par l'intestin grêle, grâce à la présence de fibres non solubles provenant de notre alimentation.

On peut se surveiller sans forcément se culpabiliser
Certaines périodes de la vie sont favorables à la prise de poids (l'arrêt du tabac, le stress…). Mais pas question de s'arrêter de manger en suivant un régime draconien, souvent déséquilibré. Mieux vaut mincir avec sagesse, de façon équilibrée, en évitant l'affaissement des chairs, la déminéralisation et la perte de tonus. Ne culpabilisez pas si vous faites attention à vos menus depuis plusieurs semaines et qu'hier soir, invité chez des amis, vous avez mangé et bu plus que d'ordinaire. L'organisme a le droit de temps en temps de souffler.

Les valeurs caloriques des aliments présentées dans le tableau des calories (p. 199) sont exprimées en « grandes calories » (Cal). Une grande calorie (1 Cal) est égale à 1 000 « petites » calories (1 000 cal), c'est-à-dire à une kilocalorie (1 kcal).

L'industrie alimentaire emploie plus volontiers l'unité énergétique officielle, qui est le joule (J). Les équivalences s'établissent de la façon suivante : 1 Cal = 1 kcal = 4,18 kJ.

BESOINS CALORIQUES

HOMME

- **Homme de 20 à 40 ans (70 kg)**

Inactif : 2 400 kcal
Activité habituelle de la population générale : 2 700 kcal
Activité physique importante : 3 080 kcal
Activité physique très importante : 3 400 kcal

- **Homme de 41 à 60 ans (70 kg)**

Inactif : 2 250 kcal
Activité habituelle de la population générale : 2 500 kcal
Activité physique importante : 2 900 kcal
Activité physique très importante : 3 200 kcal

FEMME

- **Femme de 20 à 40 ans (60 kg)**

Inactive : 1 900 kcal
Activité habituelle de la population générale : 2 200 kcal
Activité physique importante : 2 400 kcal
Activité physique très importante : 2 600 kcal
Grossesse : 150 kcal supplémentaires par jour pendant le 1er trimestre et 350 kcal supplémentaires lors des 2e et 3e trimestres

- **Femme de 41 à 60 ans (60 kg)**

Inactive : 1 800 kcal
Activité habituelle de la population générale : 2 000 kcal
Activité physique importante : 2 300 kcal
Activité physique très importante : 2 400 kcal

TABLEAU DES CALORIES

NOMBRE DE CALORIES POUR 100 G

L'abricot :	49
L'ail :	131
L'ananas :	52
L'anchois :	109
L'artichaut :	44
L'asperge :	29
L'aubergine :	35
L'avocat :	169
Le brocoli (cuit) :	29
Le cabillaud :	83
Le cacao (non sucré) :	404
Le café :	de 2 à 5
La cannelle :	266
La carotte :	36
Le céleri branche :	16
Le céleri-rave :	37
Le citron :	34
Le clou de girofle :	300
Le concombre :	12
La courgette :	19
Le curcuma :	350
La dinde (escalope rôtie) :	161
L'endive :	17
L'épinard :	27
Le fenouil :	21
Les fèves (cuites) :	60
La framboise :	45
Le hareng fumé :	142
Le haricot mungo :	44
Le haricot rouge (cuit) :	111
Le haricot vert :	33
L'huître :	42
Le jambon blanc :	121
La laitue :	13
Les lentilles (cuites) :	112
Le maquereau (cuit au four) :	238
L'œuf :	80

L'orange :	46
La papaye :	43
La pastèque :	34
Le piment (un gros piment cru) :	20
Le pissenlit :	50
Les pois chiches (cuits) :	139
Le poivron rouge (cru) :	34
Le pomelo :	36
La pomme :	54
Le porc	
(filet maigre rôti) :	195
(filet mignon cuit) :	168
(côtes grillées) :	274
(rôti de porc cuit) :	159
Le poulet (blanc, sans peau, cuit) :	121
Le quinoa :	380
Le radis noir :	18
Le raifort :	69
Le raisin blanc :	70
Le raisin noir :	62
Le salsifis :	46
La sardine (grillée) :	214
Le saumon	
(cru) :	181
(fumé) :	169
(cuit à la vapeur) :	217
Le son d'avoine :	279
La spiruline :	380
Le thé vert :	2
Le thon :	136
Le tofu :	125
Le veau	
(collier bouilli, type blanquette) :	115
(escalope) :	149
Le vinaigre :	de 14 à 102

Sources : https://pro.anses.fr/tableciqual/

Pour les Éditions Larousse, le principe est d'utiliser des papiers composés de fibres naturelles, renouvelables, recyclables et fabriquées à partir de bois issus de forêts qui adoptent un système d'aménagement durable. En outre, les Éditions Larousse attendent de leurs fournisseurs de papier qu'ils s'inscrivent dans une démarche de certification environnementale reconnue.

PAPIER À BASE DE FIBRES CERTIFIÉES

LAROUSSE s'engage pour l'environnement en réduisant l'empreinte carbone de ses livres. Celle de cet exemplaire est de :
300 g éq. CO_2
Rendez-vous sur www.larousse-durable.fr

Imprimé en Italie par Grafica Veneta SPA
Dépôt légal : avril 2021
327894 /01 – 11046374 – mars 2021